ullstein

Das Buch

Aufgewachsen in Israel, kam Alon Gabbay früh auf die schiefe Bahn, bevor er im Alter von siebzehn Jahren zu seinen Großeltern nach Deutschland übersiedelte, um einen Neustart zu wagen. In dieser Zeit entdeckte er den Fitness-Sport für sich. Innerhalb der letzten zehn Jahre erarbeitete sich Alon einen eigenen sportbezogenen Lebensstil, der ihm dazu verhalf, eines der beliebtesten Szene-Models in Deutschland zu werden. In seinem Buch präsentiert Alon Gabbay seinen persönlichen Fitness-Lifestyle, der mehr als nur Bodybuilding beinhaltet; er ist auch geistiges Training und ein Leitfaden für gesunde Ernährung. Anhand von zahlreichen Trainingstechniken und -methoden, Meditationsübungen und Ernährungstipps liefert er einen umfassenden Plan für mehr Kraft, Ausdauer und Lebensfreude.

www.youtube.de/alongabbay

www.facebook.com/alongabbay

www.alongabbay.com

ALON GABBAY

mit Niki Uzelac

SHUT UP AND WORK OUT

NATURAL TRAINING UND MOTIVATION FÜR KÖRPER UND GEIST

Ullstein

Besuchen Sie uns im Internet:
www.ullstein-taschenbuch.de

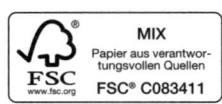

Originalausgabe im Ullstein Taschenbuch

1. Auflage Januar 2016

© Ullstein Buchverlage GmbH, Berlin 2016

Redaktion: Ulrike Kretschmer

Umschlaggestaltung: ZERO Werbeagentur, München

Titelfoto: © MYPROTEIN

Fotos im Innenteil: © Calvin Hollywood Photography

Layout und Satz: Buchgestaltung +, Berlin

Druck und Bindearbeiten: CPI books GmbH, Leck

Printed in Germany

ISBN 978-3-548-37463-5

Für meine Großeltern Dieter und Erika Konschak,
die mich an entscheidender Stelle getragen und mir meinen Traum ermöglicht
haben ...

Vorwort

Mein Name ist Alon Gabbay. Ich war ein kleiner, dünner, depressiver und schüchterner Junge, der sich selbst hasste — bis ich eine 180-Grad-Wendung hinlegte, mich zum größten Fitnessmodel Deutschlands machte und Vorbild und Idol für Hunderttausende von Menschen wurde. Ich habe es geschafft, mich an den eigenen Haaren aus dem Sumpf zu ziehen. Meine Erfolgsstory vom Zero zum Hero, von einer Null zum Helden, kann anderen helfen und sie motivieren, etwas aus sich zu machen; deshalb nutze ich meine Bekanntheit, um meine Erfahrungen in diesem Buch an euch weiterzugeben.

Mein Fitnesslifestyle, den ich mir über die Jahre hinweg angeeignet habe, ist mehr als nur Bodybuilding; er ist auch geistiges Training und meine persönliche Philosophie, aus einer harten und ehrlichen Auseinandersetzung mit dem Leben heraus geboren. Meine Kindheit und Jugend waren alles andere als leicht, doch ich wusste, dass da irgendwo Licht ist, dass da irgendwo in mir eine Kraft ist, eine Neugier, ein Vorwärtswollen, ein Traum, eine Vision. Damals war diese Vision noch sehr undeutlich, und der Weg dahin schien wie eine endlose Baustelle ohne passendes Werkzeug. Aber dann war der Traum plötzlich klar: Ich wollte ein Athlet werden, ein Athlet mit Ausstrahlung und Erfolg. Ab diesem Zeitpunkt gab es für mich nur noch harte Arbeit, immer wieder neue Herausforderungen und ständige Veränderungen — im Bodybuilding wie im Leben allgemein.

Für mich ist Veränderung immer eine Art Neugeburt. Aufhören zu lernen bedeutet für mich, anfangen zu sterben. Ich wache morgens auf und denke: Was ist als Nächstes zu tun, wie kann ich mich verbessern? Dieser innere Hunger ist der Motor hinter meinem Erfolg; andere sitzen dafür vielleicht im Wohnzimmer vor dem Fernseher oder spielen mit dem Handy – Stunden, Tage, Monate, Jahre ihres Lebens ... Sie tun mir leid.

Deshalb mein Tipp an euch: Setzt euch Grundsätze, folgt nicht nur eurer Bequemlichkeit! Seid selbstkritisch und arbeitet jeden Tag an euch, körperlich und geistig, und ein neuer, motivierter und selbstbewusster Mensch wird in euch geboren werden. Glücklichsein und Erfolg sind nichts, was man von Haus aus hat oder nicht hat; man arbeitet dafür! Und jeder kann das, wenn er nur will.

In diesem Buch zeige ich euch nicht bloß, wie ihr ein guter Athlet werdet, sondern auch, wie ihr ein rundum glücklicher und erfolgreicher Mensch werden könnt. Neben meiner Lebensgeschichte stelle ich euch die drei Grundpfeiler meines Fitnesslifestyles vor: Training, Ernährung und Meditation. Das Zusammenspiel dieser drei Komponenten ist das Geheimnis meines Erfolgs. Ihr werdet sowohl meine persönlichen Erfahrungen finden, die euch inspirieren sollen, euer eigenes Leben zu meistern, als auch detaillierte Anleitungen und Übungen zum Natural Training von Körper und Geist.

Also: Haut rein, Leute – ich wünsche euch viel Spaß beim Lesen!
Euer Alon

From Zero To Hero

Ich wurde 1987 in Kirchheimbolanden geboren, ganz in der Nähe von Frankfurt. Meine Mutter ist Deutsche und mein Vater Israeli. Sie hatten sich ein paar Jahre zuvor in Jerusalem kennengelernt, und ich war für die beiden ein absolutes Wunschkind. Während der Schwangerschaft beschlossen sie, für eine Weile ins Elternhaus meiner Mutter nach Deutschland zu ziehen, um etwas Geld zu verdienen. Nachdem auch mein jüngerer Bruder Mayan dort zur Welt gekommen war, sind wir (als ich drei Jahre alt war) nach Israel gezogen, wo ich bis zu meinem siebzehnten Lebensjahr blieb.

Ich war ein fröhliches Kind, sowohl in Deutschland als auch anfangs in Israel. Allerdings wurde es danach derart schwierig für mich, dass nicht klar war, ob es gut oder schlecht enden würde mit mir und wohin der Weg eigentlich führt. Ich wusste nicht, was ich vom Leben noch erwarten soll und ob es überhaupt einen Sinn für mich hat, weiter zu kämpfen. Doch am besten erzähle ich euch meine Story von Anfang an ...

Eine »ganz normale« Kindheit

Meine Mutter behauptet, ich sei schon im Bauch ein richtiger Kämpfer gewesen und deshalb auch als kleine Energiebombe zur Welt gekommen. Sobald ich dann krabbeln konnte, durfte man mich keinen Moment mehr aus den Augen lassen. Ich selbst weiß noch, dass ich sehr aufgeweckt und lebhaft war, einfach kaum zu bändigen. Als ich vier Jahre alt war, musste mich mein Vater sogar einmal vom Dach unseres Kindergartens holen, was natürlich ein Riesenspektakel war. Schon damals hatte ich einen enormen Ehrgeiz und Wissensdrang in mir – Eigenschaften, die mir bis heute geblieben sind. Ich war auch ständig draußen in der Natur und bis zur Grundschule ein wirklich glückliches Kind.

Doch dann fing es an: ein schier endlos schwerer Kampf – ich gegen mich selbst und die Welt. Im engen Klassenzimmer mit 30 anderen Kindern still dasitzen zu müssen, stundenlang, war eine richtige Qual für mich. Ich fühlte mich fehl am Platz und verspürte deshalb eine ständige Unruhe in mir. Keine Unruhe aus Unlust oder gar aus Faulheit heraus, nein, mir fehlte schlicht der Fokus. Wenn ein Thema nämlich mein Interesse weckte, war ich voll da und entwickelte eben jenen ungeheuren Ehrgeiz. Ich war bestimmt kein toller Schüler, doch in zwei Unterrichtsfächern richtig gut: in Sport und in Kunst, denn dafür interessierte ich mich. Sie packte ich mit meinem ganzen Eifer an!

Kampf um Anerkennung

Für andere Dinge konnte ich diesen Eifer leider nicht aufbringen, und so wurden auch meine sozialen Probleme allmählich immer spürbarer. Mit meiner hyperaktiven Art eckte ich überall an. Meine Mitschüler bemerkten meine Schwierigkeiten und Schwächen und – so sind Kinder nun mal – mobbten mich bald böse. Niemand in der Klasse redete mehr als nötig mit mir, Freundschaften konnte ich kaum schließen, und wenn, dann hielten sie nicht lange. Ich wurde abgelehnt – und das war nicht nur »so ein Gefühl«, sondern bittere Realität. Doch aufgeben kam schon damals nicht für mich in Frage. Selbst wenn ich krank war und eigentlich hätte zu Hause bleiben dürfen oder manchmal so gar keinen Bock auf Schule hatte, stellte ich mich der Situation, wie unangenehm sie auch war. Ich kämpfte wie ein Löwe, um von meinen Klassenkameraden akzeptiert zu werden – ohne Erfolg.

Wegen meiner Hyperaktivität wurde ich fast meine gesamte Schulzeit hindurch medizinisch behandelt, mit dem Medikament Ritalin, das mich beruhigen und meine Konzentrationsfähigkeit verbessern sollte, teilweise aber auch heftige Nebenwirkungen hatte. Einerseits half mir das Medikament, mich einigermaßen anzupassen, andererseits taumelte ich wie ein Zombie durchs Leben. Und mit den zunehmenden Anforderungen in der Schule traten meine Konzentrationsprobleme trotz Ritalin noch deutlicher hervor.

In den folgenden Jahren wurde ich zum Einzelgänger. Zu dieser Zeit war ich recht dünn und schwach, aber trotzdem sportlich und auch ein schneller Läufer. Sport war einfach mein Leben; ich verbrachte die Nachmittage draußen, bis es dunkel wurde, an der frischen Luft, wo Bewegung und blaue Flecken an der Tagesordnung waren.

Ein Neuanfang bahnt sich an

Als ich vierzehn war, spitzte sich die Lage dramatisch zu. In meinem Kopf herrschte das reinste Chaos, ein richtiges Tohuwabohu! Mein Schädel war so voll von Gedanken und Ideen, dass er schon fast platzte, und ich schaffte es einfach nicht, mich zu konzentrieren. Meine innere Unruhe stand mir zu sehr im Weg. Dafür kam ich mir schlecht vor, dumm und »nicht normal«, schlicht anders als der Rest der Welt – wie ein seltsamer Sonderling. Hinzu kamen noch Probleme mit meiner Familie: Mein zwei Jahre jüngerer Bruder war in der Schule sehr erfolgreich und hatte jede Menge Freunde; ich wurde bald so neidisch, dass ich mich ihm gegenüber oft aggressiv verhielt.

Schließlich wurde mir all das zu viel. Ich wollte nur noch weg, wollte irgendwo ganz neu anfangen. Und so bat ich meine Eltern, auf ein Kunstinternat wechseln zu dürfen. Um dort aufgenommen zu werden, musste ich allerdings einen bestimmten Notendurchschnitt erreichen. Also legte ich mich in den letzten Monaten des Schuljahrs voll ins Zeug, um doch noch ein guter Schüler zu werden – was mir tatsächlich auch gelang. Auf einmal stimmten meine Noten, und ich hatte mir endlich bewiesen, dass ich konnte, wenn ich nur wollte.

Der Wechsel aufs Internat

Ich wollte die Sommerferien nutzen, um mich geistig so gut wie möglich auf den bevorstehenden Neuanfang einzustellen. Ich fing an, mich ernsthaft mit mir selbst auseinanderzusetzen und mich zum Positiven zu verändern. Ich versuchte, meine persönlichen Schwächen auszumachen, und erahnte ganz allmählich meinen wahren Charakter.

Wir lebten damals in einem kleinen Dorf, einer typischen Siedlung in der Wüste Israels. Ich saß jeden Tag auf dem Balkon, zeichnete und musizierte und versuchte dabei nachzudenken. Ich stand vor einer großen Veränderung und wusste, dass mein Leben ab jetzt eine neue Richtung nehmen würde; dafür aber würde ich an mir arbeiten müssen, denn mein Selbstbewusstsein war einfach zu schwach. Die besondere Chance, auf dem Internat etwas zu leisten, endlich Freunde zu finden und ein normales Leben zu führen wie jeder andere auch, wollte ich unbedingt nutzen! Ich war immer noch auf der Suche nach Akzeptanz und Respekt und wollte auch einmal zu den »coolen Jungs« gehören. In diesen beiden Monaten der Sommerferien merkte ich allmählich, dass auch ich etwas konnte, ich musste es nur aus mir herausholen; ich begann plötzlich, mich zu mögen.

Höhen und Tiefen

Um eine solch starke Veränderung durchmachen zu können, musste ich vollständig ehrlich mit mir selbst sein, was ich leider viel zu lange aufgeschoben hatte. Nach diesem emotional aufwühlenden Sommer, diesen zwei Monaten, in denen sich meine Welt komplett verändert hatte, war mein Ehrgeiz riesengroß. Als ich dann aufs Internat kam, war ich auch tatsächlich in allen Fächern erfolgreich, die Noten stimmten von Anfang an. Doch nicht nur das: Ich veränderte mein Styling, ließ mir die Haare und einen kleinen Bart wachsen, was vor allem bei den Mädels in meiner Klasse gut ankam. Ich war selbstbewusst geworden, und mein Leben fing endlich an, besser zu werden.

Leider hielt dieses Hoch nicht allzu lange an – Stück für Stück brachen meine alten schlechten Gewohnheiten wieder durch. Schließlich kamen auch noch Drogen ins Spiel. Ich hörte aggressive Musik, rauchte Gras und hatte öfter mal ein Messer dabei; die kriminelle Welt fand ich irgendwie spannend. Dadurch schwand mit der Zeit auch meine Motivation für die Schule wieder, und durch mein provokantes Verhalten machte ich mich bei Lehrern und Mitschülern immer unbeliebter. Natürlich blieb das alles nicht ohne Folgen, und bald war es so weit, dass ich vom Internat flog; meine persönlichen Probleme steigerten sich derweil ins Unermessliche.

Glücklicherweise hatte zu dieser Zeit trotzdem schon eine grundlegende Veränderung in mir stattgefunden, und ich war bereits ein anderer Alon als zuvor. Ich war selbstbewusster geworden und auch offener, weil ich angefangen hatte, an mir zu arbeiten. Und damit sollte ich auch nie wieder aufhören! Damals wusste ich noch nicht, dass ich erst am Anfang meines neuen Weges stand; ich spürte bloß einen starken inneren Drang, mein Leben selbst in die Hand zu nehmen. Da diese Erfahrung aber zu neu für mich war, konnte ich noch so gar nicht damit umgehen, und weitere Rückschläge folgten.

Auf der verzweifelten Suche nach Hilfe

Nach dem Rausschmiss aus dem Internat hatte ich weiterhin guten Kontakt zu einem meiner Lehrer. Der besaß eine kleine Farm in der Wüste und hielt dort einige Tiere, darunter Pferde und Kamele. Ich zog für ein paar Monate zu ihm, arbeitete körperlich hart und gewann allmählich Abstand zu den Drogen und zu meinen Problemen – was auch eine Voraussetzung gewesen war, dass er mich überhaupt bei sich aufnahm. Dieser Mann kümmerte sich um mich, er wollte, dass ich nicht mehr auf die schiefe Bahn geriet, und dachte, dass dies am besten durch einen gesunden Lebensstil erreicht werden könnte. Ich stand jeden Tag um sechs Uhr morgens auf, ging laufen, trieb viel Sport und war ständig aktiv.

Leider ging auch das nur eine Zeitlang gut, denn es war ganz schön hart dort draußen, und meine Familie war weit weg. Eines Tages bin ich dann einfach abgehauen und verbrachte die Nacht irgendwo in der Wüste – bis man morgens mit Polizei und Hubschrauber nach mir suchte. Da wurde mir klar, dass ich wieder nach Hause wollte.

Meine Familie war stets um mich bemüht. Um es mir zu ermöglichen, eine Schule zu besuchen, die mein künstlerisches Talent fördern sollte, zogen wir schließlich vom Land in die Stadt nach Jerusalem. An dieser neuen Schule lernte ich, professionell zu fotografieren, was mir heute bei meiner Arbeit als Fitnessmodel sehr zugutekommt. Doch die Stadt hatte auch Nachteile: zu viel Ablenkung und alle möglichen Drogen in Griffweite. Ich wurde wieder schwach und experimentierte herum, was nicht nur meine Kräfte stark beanspruchte, sondern mir auch Ärger mit der Polizei einbrachte, glücklicherweise ohne schlimmere Folgen.

Meine Depressionen nahmen weiter zu, bis ich mich eines Tages entschloss, mich selbst in eine Nervenheilanstalt einweisen zu lassen. Ich sah das als letzten Ausweg und erinnere mich heute nur ungern daran. Denn nach kurzer Zeit hat man mich wegen Drogenmissbrauchs und groben Fehlverhaltens sogar dieser Anstalt verwiesen. Als ich wieder zu Hause war, richtete sich meine Aggression vor allem gegen meine Familie – etwas, worauf ich ganz und gar nicht stolz bin. Ich hatte meinen absoluten Tiefpunkt erreicht.

Eine Lösung musste her! In zahllosen Gesprächen versuchte ich, meine Eltern zu überreden, mich nach Deutschland ziehen zu lassen, wo ich schon oft meine Sommerferien verbracht hatte. Zunächst waren meine Eltern strikt dagegen; doch als ich mir sogar die Pulsadern aufschnitt, um sie zum Umdenken zu zwingen, beschlossen sie, mich unter den strengsten Auflagen zu meinen Großeltern nach Deutschland zu schicken, zumindest auf Probe.

Rückkehr nach Deutschland

Als ich siebzehn wurde, war es dann endlich so weit: Ich kehrte nach Deutschland zurück. Nach dem Eintritt ins Internat war das der zweite große Umbruch in meinem Leben. Ich wollte mich ändern, dieses Mal aber richtig! Mein Wille und meine Motivation waren unglaublich stark, und obwohl ich in deutscher Sprache kaum lesen oder schreiben konnte, biss ich mich in meiner neuen alten Heimat durch. Ich nahm deshalb auch gleich das Angebot an, im Schlossereibetrieb meines Opas eine Lehre zu beginnen.

Menschlich war ich schon viel reifer als noch zur Zeit auf dem Internat, auch Ruhe und Ausgeglichenheit waren keine Fremdwörter mehr für mich. Ich fand sogar auf Anhieb Freunde und lebte mich schneller ein als gedacht. Das Leben auf dem Land tat mir im Großen und Ganzen gut. Die Suche nach mir selbst führte mich in alle möglichen Richtungen – leider auch wieder in die falschen. Ich wollte wissen, was mir das Leben so alles zu bieten hat, und da ich mit dem Thema Drogen nie wirklich abgeschlossen hatte, begann ich nun, chemische Substanzen auszuprobieren. Mir gefiel das Hoch, und obwohl ich bereits wusste, wer ich war, versuchte ich, damit Leerstellen in mir zu füllen.

Ich habe viel mit Drogen experimentiert und dabei zahlreiche Erfahrungen gemacht, die mir insgesamt aber deutlich mehr geschadet als geholfen haben. Ich war schon bald ständig drauf, was sich natürlich negativ auf meinen Alltag und auf mein Verhalten auswirkte.

Ein Schlüsselerlebnis

Mein letzter Drogenrausch führte schließlich zu einer sehr seltsamen Erfahrung, einer Art Perspektivwechsel, und wurde zu einem Schlüsselerlebnis in meinem Leben. Ich war wieder einmal völlig zugedröhnt, als ich plötzlich eine Stimme in mir hörte. Sie sprach aber nicht in Worten zu mir, sondern auf eine irgendwie andere, viel direktere Weise, und ich war fest davon überzeugt, Gott persönlich hätte zu mir Kontakt aufgenommen. Ich spürte ihn mit all meinen Sinnen, und mir war, als befände ich mich im Inneren einer großen weißen Kirche, in der Glocken läuteten und Engel mich umschwebten. Während ich noch darüber staunte, vernahm ich die eindringliche Botschaft: Du musst dich jetzt entscheiden! Lässt du die Finger von den Drogen und nimmst dein Leben endlich in die Hand, oder willst du dich ins Ungewisse treiben lassen, indem du so weitermachst wie bisher? Nun staunte ich noch mehr! Natürlich kannte ich die richtige Antwort, und mir war auch bewusst, dass ich meine Entscheidung auf der Stelle treffen musste. Dieser unglaublich starke Moment in meinem Leben hat mir ein für alle Mal die Augen geöffnet.

Ab diesem Zeitpunkt machte ich Schluss mit den Drogen, was mir damals keiner zugetraut hätte, selbst die engste Familie nicht. Ganz ohne Therapie und fremde Hilfe zog ich mich wieder aus dem Sumpf, in den ich mich selbst gestürzt hatte. Diese Zeit war weder leicht noch angenehm, aber ich habe es geschafft, mit eisernem Willen. Mein Ersatz sollten von nun an die Meditation und der Kraftsport werden, der Startschuss für meinen neuen Fitnesslifestyle war gefallen.

Meditation – das richtige Tool für mich

Mein kleines Zimmer wurde von nun an meine Basis, mein Tempel. Damals lebte ich noch gemeinsam mit meinen Großeltern unter einem Dach und hatte nur wenig Privatsphäre, da ständig jemand im Haus umherlief. Mein Zimmer aber gehörte mir ganz allein, das war meine Welt! Schon länger hatte ich mit dem Gedanken gespielt, es einmal ernsthaft mit Meditation zu probieren, nicht zuletzt durch den Ansporn meiner Mutter. Sie hatte früher eine Meditationsschule in Jerusalem geleitet und mit uns Kindern immer wieder kleinere Meditationsübungen gemacht.

Irgendwann also beschloss ich, mich aufs Bett zu setzen, die Augen zu schließen und 20 Minuten lang einfach so dazusitzen, ganz bewusst und ganz ruhig. Ich war mir sicher, dass da etwas kommen musste, etwas Großes ... Und tatsächlich: PENG! Plötzlich war es da und hat mich richtig umgehauen. Ich war drin in mir! Ich hatte Zugang zu meinem Bewusstsein gefunden! Ich war ganz fasziniert von der tiefen Stille, die so vollkommen war. Ich sah meine Seele vor mir schweben; ich spürte sie unheimlich stark und wusste mit einem Mal, was in mir vorgeht. Ich hatte die absolute Kontrolle über mein Sein erlangt! Mir war klar, dass ich endlich das richtige Tool für mich gefunden hatte – den Schlüssel, den ich so lange gesucht hatte! Daran sollte ich mich nun halten und mich aufbauen, abseits der materiellen Welt.

Ein vollkommener Augenblick

Im Gegensatz zu vielen anderen, die davon berichten, bin ich nicht langsam in die Meditation hineingeglitten; ich war mit einem Mal mittendrin. Es war eine Bombenreaktion, faszinierend und schockierend zugleich! Meine erste Session war unfassbar stark und intensiv, wobei gleichzeitig eine solche Klarheit herrschte, als hätte ich bereits jahrelange Übung im Meditieren gehabt. Ich denke, dass hier wohl die Ehrlichkeit mir selbst gegenüber entscheidend war. Ich wollte mir beweisen, dass ich es schaffen konnte und dass ich prinzipiell keine halben Sachen mache. Nach der Meditation fühlte ich mich einfach wunderbar. Ich sagte mir: Alon, jetzt hast du's begriffen! Du hast was gefunden, also halt dich dran! Für mich war dies einer dieser vollkommenen Momente, die man nur ein paarmal im Leben erlebt.

Bodybuilding – Arbeit am Körper

Etwa zur gleichen Zeit fing ich ernsthaft mit dem Kraftsport an. Ich hatte schon in Israel damit begonnen und wollte nun richtige Erfolge sehen, nicht bloß sinnlos meine Zeit vertun. Ich bastelte mir eigenhändig eine Bank zum Stemmen, die ich im Garten unseres Hauses aufstellte. Auch die nötigen Hanteln schweißte ich selbst zusammen, was ich mir zuvor in der Schlosserei beigebracht hatte. Ich wollte, dass das, was ich mache, ehrlich und authentisch ist und allein von mir ausgeht, das war mir enorm wichtig. Beim Trainieren wusste ich zwar noch nicht, was genau ich da tat, trotzdem machte es mir unheimlich viel Spaß. Diese ersten Schritte waren rückblickend essentiell für meine Entwicklung als Fitnessmodel.

Sprachlich und kulturell hatte ich noch so meine Anpassungsschwierigkeiten, und nach knapp zwei Jahren ließ ich schließlich die Schlosserlehre sein. Es war einfach nicht das Richtige für mich. Ich suchte mir stattdessen einen Job – bei einer bekannten Fast-Food-Kette in der Stadt – und begann, regelmäßig ins Fitnessstudio zu gehen. Nach einer gewissen Zeit sah ich auch schon gute Erfolge beim Aufbau meines Körpers, was mich nur noch mehr pushte, und so trainierte ich schließlich jeden Tag, so hart es ging. Ich setzte mich ernsthaft mit dem Thema Natural Bodybuilding auseinander – ein gesundes, natürliches Krafttraining, bei dem sich die Einnahme illegaler Substanzen von selbst verbietet – und stellte im Zuge dessen auch meine Ernährung um.

Der Weg in die Selbständigkeit

Zu dieser Zeit brachte ich mir nebenbei selbst Web- und Grafikdesign bei, um mich möglichst bald selbständig zu machen. Diese Fähigkeiten nutzte ich dann auch gleich für meine Promotion im Internet als angehendes Fitnessmodel. Das war anfangs gar nicht leicht, und ich erhielt hinsichtlich Sponsoren und Aufträgen nur Absagen, wenn überhaupt eine Antwort kam. Doch ich blieb dran und produzierte fleißig Content, um mein Gesicht in die Öffentlichkeit zu tragen, und irgendwann kamen dann doch die Sponsoren auf mich zu. Ich kündigte meinen Job im Schnellrestaurant und widmete mich voll und ganz meinem Fitnesslifestyle.

Mit meiner direkten und authentischen Art lieferte ich meiner immer größer werdenden Fan-Base stetig neuen und interessanten Content, wodurch ich mir allmählich einen wirklich guten Online-Auftritt aufbauen konnte. Die wichtigsten Schritte waren nun getan: Mein Körper sah nahezu perfekt aus, und auch geistig war ich fit und hungrig auf mehr. Drogen waren da schon lange kein Thema mehr. Ich war nun in der Lage, mich durch meine Online-Tätigkeit finanziell unabhängig zu machen und meine Träume endlich zu verwirklichen. Von außen betrachtet mag das wie ein rasanter Aufstieg aussehen, doch hinter den Kulissen musste ich dafür schuften, schuften und nochmals schuften.

Mein Leben heute

Was in den letzten Jahren auch immer passierte – ich bin stets hungrig geblieben. Ich bin durch und durch ein Perfektionist, der jeden Tag auf die Suche nach körperlicher und geistiger Nahrung geht. Jeder soll der Mensch sein, der er ist, authentisch bleiben, ehrlich zu sich selbst sein und immer bemüht, die Dinge zu hinterfragen. Genießt das Kribbeln, das entsteht, wenn ihr Veränderungen zu- und euch auf etwas Neues einlasst! Dieser Drive ist jetzt meine Droge und letztlich der Grund, der mich zu einem der erfolgreichsten Models der internationalen Fitnessszene gemacht hat.

Training à la Alon Gabbay

Bevor ich euch meinen ganz persönlichen Trainingsaufbau mit den dazugehörigen Übungen zeige, möchte ich euch allgemein mit meiner Trainingsphilosophie, meinem Fitnesslifestyle, bekannt machen. Denn dazu gehört eine Menge mehr als nur das körperliche Training.

Fitness als Lifestyle

Der Lifestyle eines Sportlers basiert auf Bewegung, ganz gleich ob beim Fußball, Tanzen, Schwimmen oder Natural Bodybuilding. Das ständige Aktivsein ist entscheidend, und zwar nicht aus einer Laune heraus, sondern als Teil der eigenen Persönlichkeit. Seht mich an: Ich verkörpere Sport, denn ich lebe ihn! Für mich ist es keine Pflicht, ins Gym zu gehen, ich brauche es richtig — so wie Schlafen und Essen auch. Fitness ist ein fester Bestandteil meines Alltags; ich bin ständig auf der Suche nach neuen sportlichen Herausforderungen und bereit, das Maximum aus mir herauszuholen. Meine Motivation sind das Adrenalin und mein Wohlgefühl, das Werkzeug dafür mein Körper und Geist. Fitness hebt die Lebensqualität, wofür ich selbst der beste Beweis bin: Ohne sie gehe ich ein, fühle mich leer und neben der Spur. Sie steigert die Gesundheit, die Ausstrahlung und das gesamte Befinden.
Auf den kommenden Seiten stelle ich euch nun meinen Fitnesslifestyle vor. Dabei stütze ich mich voll und ganz auf mein Know-how, ein Wissen, das mit der Zeit gewachsen ist, ganz nach dem Motto: Learning by Doing. Gerade was das Training an-

geht, halte ich mich nicht so gern an strikt festgelegte Regeln; ich denke, solange man verletzungsfrei bleibt und Spaß an der Sache hat, ist fast alles erlaubt. Ein paar Hinweise solltet ihr aber natürlich trotzdem beachten, eben damit ihr euch beim Training nicht überlastet oder verletzt. Hinweise dazu findet ihr nicht nur in dieser Einleitung, sondern auch als Tipps bei den einzelnen Übungen.

Trainingsphilosophie statt strikter Trainingspläne

Obwohl meine Trainingsphilosophie sehr individuell ist, kann sie trotzdem von jedem leicht übernommen werden. Hinter meinem Konzept stecken viel Arbeit und persönliche Erfahrung, eine geballte Ladung Alon Gabbay also! Dabei geht es nicht um komplizierte Trainingspläne, sondern um das, was sich bei mir persönlich bewährt hat. Ich zeige euch, was ich tue und wie ich meine Ziele erreiche. Und das könnt ihr auch! Ihr werdet schnell sehen, dass fit zu sein mehr bedeutet als bloß ein paar Übungen am Tag zu machen. Denn glaubt es oder nicht: Die richtige Ernährung und ein gesunder mentaler Zugang sind mindestens genauso wichtig wie das körperliche Training. Mir ist natürlich klar, dass die meisten von euch arbeiten müssen und sich deshalb nicht ständig um ihren Körper kümmern können. Das ist aber auch gar nicht notwendig, denn aktiv und bewusst zu leben geht auch mit vergleichsweise geringem Aufwand. Durch unseren Alltag sind wir leider zu bequem geworden und bewegen uns aus dieser Komfortzone auch nur ungern hinaus. Da hilft nur eins: aufraffen, motivieren und aktiv sein! Und wenn man erst einmal begonnen hat, an sich zu arbeiten – egal wie –, sind es oft die kleinen Schritte, die zu großen Erfolgen führen.
Training bedeutet für mich alles, weshalb ich jedes Mal eine ordentliche Portion Ehrgeiz und Spaß mit ins Gym bringe. Dort schalte ich ab, fokussiere mich ganz auf mich und erlebe alles so intensiv wie möglich. Das ist ähnlich wie beim Laufen: Man muss seine Gedanken kontrollieren und beiseitelegen können, eins mit sich selbst werden.

Grenzen ausloten

Noch mal zum Stichwort »Komfortzone«: Unser Körper kann viel mehr leisten, als wir glauben bzw. ihm in der Regel zumuten. Hinaus aus der Komfortzone zu kommen bedeutet, ab und zu die eigenen Grenzen auszutesten und auszuprobieren, wie weit man tatsächlich gehen kann, was noch alles möglich ist. Erreicht man dann den Punkt, an dem man total ausgepowert ist, an dem wirklich nichts mehr geht, ist das ein wahnsinnig gutes Gefühl, das man mit niemandem teilen kann – eine ganz persönliche Erfahrung! Wenn ich im Gym alles aus mir heraushole, schwitze und so richtig den Pump spüre, sehe ich dort in den Spiegel und denke nur: WOW! Dann bin ich ganz oben, und meine Motivation kennt keine Grenzen mehr. Ich könnte den höchsten Berg besteigen oder einen Marathon laufen; ich könnte einfach alles erreichen! Das sind Momente im Leben, die man für kein Geld der Welt kaufen kann, und für ein paar Sekunden bin ich sogar richtig zufrieden mit mir – bis mich der Ehrgeiz wieder packt.

Oft werde ich gefragt, was das Geheimnis meines Erfolges ist und wie ich trotz allem ich selbst bleibe. Ich bin ein Selfmademan, habe mir aus nichts mein Standing geschaffen und mein Hobby zum Beruf gemacht; darauf bin ich stolz! Ich denke, die Hauptsache ist, immer authentisch zu bleiben und auf seinen Körper und Geist gleichermaßen zu hören, egal in welcher Lebenslage. Das ist nicht immer einfach und erfordert eine ständige Auseinandersetzung mit sich selbst. Ich habe aber schnell begriffen, wie viel Fitness und der Alltag gemeinsam haben: Es geht darum, Hürden zu meistern und Ziele zu erreichen, sich mit jedem Mal zu steigern und dabei immer ans Maximum zu gehen. Ausreden lasse ich nicht gelten – schließlich ist jeder sein eigener Herr und in der Lage, sein Leben selbst in die Hand zu nehmen. Nur Ehrgeiz und Fleiß haben mich dorthin gebracht, wo ich heute stehe.

Aktiv leben, bewusst leben
Fitness spielt grundsätzlich eine entscheidende Rolle in meinem Leben, auch außerhalb des Gyms. Ich liebe die Natur, und obwohl auch die Stadt so ihre Reize hat, sehe ich zu Hause aus dem Fenster und habe Hügel, Wiesen und Wälder um mich herum. Das brauche ich, denn sobald der Winter abklingt und die Temperaturen nach oben klettern, bin ich schon draußen an der frischen Luft, wie damals als kleiner Junge. Ganz gleich ob mit Freunden beim Fußball oder Basketball, im Schwimmbad, beim Joggen in den Weinbergen oder mit dem Quad unterwegs – ich bin einfach immer aktiv. Das Leben ist jetzt gut zu mir, doch nur weil ich auch etwas dafür tue, Tag für Tag. Ich lebe bewusst, achte auf meine Gesundheit und würde nichts tun, was mir schaden könnte. Ich musste erst lernen, was Selbstdisziplin bedeutet, und bin durch

Sport und Meditation auf den richtigen Weg gekommen. Heute bin ich mein eigener Chef und lebe, wie ich es für richtig halte, ohne dabei anderen zu schaden. Im Gegenteil: Mit diesem Buch möchte ich euch motivieren und zeigen, dass ihr euch ändern könnt, wenn ihr euch nur dahinterklemmt. Ich selbst habe mich wie ein Auto getuned, meinen Körper gestählt und ständig an meinem Charakter gefeilt, Schritt für Schritt, bis ich zu dem wurde, der ich heute bin.

Trainieren im Gym

Ich weiß zwar nicht, warum ihr trainiert, was eure Motivation ist: ob ihr neben dem Job einen Ausgleich sucht, fit für die Hobbymannschaft werden wollt, eurem Schwarm imponieren oder einfach nur ein bisschen straffer werden möchtet. Gründe gibt's wie Sand am Meer, doch eines ist klar: Ihr müsst mit Leidenschaft dabei sein. Das Gym soll euch anziehen, Spaß machen und ein Ort sein, an dem ihr euch richtig austoben könnt. Dort seid ihr einfach ihr selbst und tut euch etwas Gutes, auch wenn es anstrengend ist. Nach dem Training seid ihr fertig und erledigt, aber gereinigt, beinahe wie neugeboren. Ihr spürt euch, jeden einzelnen Muskel, eure Glieder und wisst: Das bin ich, daraus bin ich gemacht! Ihr lernt euren Körper neu kennen; auf einmal fallen euch Stellen ins Auge, die ihr bislang ungern oder gar nicht beachtet habt. Ihr entwickelt ein komplett neues Körperbewusstsein.
Und glaubt mir: Wenn ihr dranbleibt und mit der Zeit ordentliche Erfolge seht, wird euch das Training auch richtig Spaß machen. Ich etwa bin geradezu süchtig nach dem Pump! Wenn ich meine Gewichte stemme, wird mit jedem Mal Blut in die Muskeln gepumpt, während sich der Körper schon wieder auf den nächsten Satz vorbereitet; der Puls steigt, das Adrenalin schießt in die Höhe, und ich glaube, alles erreichen zu können. Ich fühle mich mächtig, groß und stark.

Lasst es langsam angehen
Man sollte zwar gesunden Respekt vor dem Kraftsport haben, sich aber auch nicht unnötig einschüchtern lassen. Doch gerade am Anfang tastet ihr euch am besten langsam vor, um zu sehen, was euch liegt und was weniger, und damit ihr euch von

vornherein keine falschen, d.h. unnatürlichen Bewegungsabläufe angewöhnt. Die oberste Devise lautet: Nichts überstürzen! Es ist auf keinen Fall eine Schande, auch mal mit leichteren Gewichten zu trainieren; jeder, wie er kann und möchte. Es wird auch kaum passieren, dass man im Gym belächelt wird – im Gegenteil. In der Welt der Fitness wird Hilfsbereitschaft großgeschrieben. Fragt man jemanden, ob er oder sie einem etwas zeigen kann, ist das normalerweise kein Problem. Alle sitzen im gleichen Boot, wollen an sich arbeiten und dabei immer besser werden.

Für mich persönlich ist der Flow der Übungen, mein eigener Rhythmus, sehr wichtig: Alles soll in einer runden, flüssigen Bewegung bleiben und nicht in abgehackten Ausführungen enden. Das fühlt sich nicht nur gut an, sondern vermeidet vor allem Überlastungsschäden. Gerade Anfänger sollten zuerst einmal lernen, wie eine Übung korrekt ausgeführt wird. Wenn ihr noch kein allzu ausgeprägtes Körpergefühl habt, tut ihr euch mit zu viel Freestyle im Training bestimmt nichts Gutes.

Ich betreibe Krafttraining zwar exzessiv, allerdings nie zu lange. Je nach Diät und Definitionsphase (siehe S. 128) bin ich ein- bis zweimal pro Tag im Gym, meist zwischen 30 und 45 Minuten. Hinzu kommen noch Aufwärmen, Cardio (siehe S. 112) und Dehnen. Auch ich habe gewisse Lieblingsübungen, andere wiederum gefallen mir gar nicht. Da ich finde, dass der Spaß beim Training im Vordergrund stehen sollte, ist mein Training sehr intuitiv und von Mal zu Mal verschieden. Ich bin mehr mit dem Herzen dabei als mit dem Kopf – und deshalb auch kein Freund von zu viel Theorie. Hauptsache, ihr wisst über ein paar Basics Bescheid, dann könnt ihr euch auf eure eigenen Ziele konzentrieren. Für den Erfolg des Trainings ausschlaggebend sind Disziplin und Kontinuität – und die kann jeder aufbringen, wenn er nur will.

Fitness – berechtigter Hype

Ich bin mir sicher, dass die meisten von euch ihr Fitnessstudio gleich um die Ecke haben. Schätzt euch glücklich! Als ich mit Bodybuilding begonnen habe, gab es längst nicht so viele Gyms wie heute, und auch Ausstattung sowie Hygiene ließen damals noch zu wünschen übrig. Mittlerweile ist Fitness ein Trend geworden: Heute sind über acht Millionen Deutsche Mitglieder unterschiedlicher Einrichtungen, das gab es bisher noch nie! Der Hype ist aus den USA zu uns herübergeschwappt und hat in den letzten Jahren ganz Europa erfasst. Werft doch mal einen Blick in die Medien oder redet mit Freunden und Kollegen – fast jeder ist dabei und tut etwas. Es liegt vielleicht auch am Zeitgeist: Heute lebt man viel bewusster als noch vor 20 Jahren. Durch unseren hektischen Alltag bleibt die Gesundheit schnell auf der Strecke, weshalb wir gerade im Privatleben immer mehr Wert auf Ursprünglichkeit und Natürlichkeit wie etwa Bioprodukte oder einen Urlaub im Grünen legen.

Es hört sich vielleicht abgedroschen an, aber mein Aufwand ist gleichzeitig auch meine Belohnung: Ich bin gesund und finde mich dadurch schön! Für mich ist es einfach ein gutes Gefühl, vor dem Spiegel zu stehen und meine prallen Muskeln zu sehen – das ist mein Werk, dafür bin ich verantwortlich, und zwar ganz allein! Ich nehme die Strapazen des Trainings gern auf mich, wenn ich nur später die süßen Früchte meiner Arbeit ernten darf.

Mein persönlicher Trainingsaufbau

Natural Bodybuilding ist eine simple Sache, auch wenn manche gern eine Wissenschaft daraus machen. Wie der Name schon sagt, bezeichnet Bodybuilding im Prinzip jede Definition des eigenen Körpers. Fitnessmodels wie ich legen vor allem Wert auf einen gesunden Lebensstil; sie befinden sich in Einklang mit ihrem Körper und sind daher auch strikt gegen die Einnahme illegaler Substanzen. Dieser natürliche Zugang zum Kraftsport erfordert eine bewusste Auseinandersetzung mit sich selbst, die oft über die Grenzen des körperlichen Trainings hinausgeht.

All die Jahre über, in denen ich nun aktiv bin, habe ich noch nie mit einem Lehrer zusammen trainiert. Das wollte ich einfach nicht, lieber habe ich mein eigenes Ding gemacht, auch wenn ich dabei oft auf die Nase gefallen bin und dann doppelt so hart schuften musste. Ich habe mir einfach die Zeit genommen, die nötig war, um mein Training zu perfektionieren. Heute baue ich einzig und allein auf meinen Körper, denn der sagt mir schon, was er braucht oder wann es mal zu viel wird. Um diesen Status zu erreichen, habe ich Jahre gebraucht und dabei ein Fundament geschaffen, das mir heute als Lebensgrundlage dient. Um Erfolg zu haben, braucht ihr mir aber nicht alles eins zu eins nachzumachen – jeder muss seinen eigenen Weg finden, ich kann euch bloß zeigen, wie es bei mir war und ist.

Das Push-Pull-Legs-Prinzip

Ein Freund starrer Trainingspläne bin ich wie gesagt nicht, doch völlig planlos gehe ich nun auch nicht ins Studio. Ich brauche vor allem Abwechslung im Training. Die tut nicht nur der Psyche gut, sie ist auch ganz entscheidend für die Regeneration. Der Körper braucht Ruhephasen, weshalb es wichtig ist, immer wieder unterschiedliche Trainingsschwerpunkte zu setzen. So spart ihr eine Menge Zeit und könnt eure Energie konzentrierter einsetzen. Ich kenne niemanden, der jeden Tag die gleichen Abläufe macht, das wäre weder gesund noch effektiv. Wenn ich ins Gym gehe, weiß ich ganz genau, was an dem Tag ansteht und welche Übungen dafür in Frage kommen. Die Auswahl treffe ich dann aber spontan, je nach Lust und Laune. Übungen, die ähnliche Muskelpartien beanspruchen, fasse ich zusammen; ich führe sie nacheinander durch und kombiniere, wie ich will. Konkret unterteile ich mein Training in drei verschiedene Thementage: Push, Pull und Legs.

Trainingstage

Push	Pull	Legs/Abs
Drückübungen	Zugübungen	Übungen speziell für
Brust	Rücken	Beine
Schultern	hintere Schultern	Po
Trizeps	Bizeps	Bauch
	Trapezius	

Dieses Konzept hat mich von Beginn an überzeugt, weil es einerseits extrem simpel und auf der anderen Seite ebenso effizient ist. Ich beginne die Woche immer mit dem Push-Day, danach folgen Pull- und Legs-Day. Anschließend beginne ich entweder wieder von vorn oder lege einen Tag Pause ein, an dem ich vielleicht nur Cardio oder Sport mit Freunden mache. Damit fahre ich schon ewig gut; ich bin äußerst zufrieden mit meiner Entwicklung und kann mir gar nicht mehr vorstellen, je einem anderen Ablauf zu folgen. Das Push-Pull-Legs-Prinzip bildet aber bloß den Rahmen meiner

Trainingsphilosophie, quasi das Feld, in dem in mich bewege. Darüber hinaus stützt sich mein Training auf drei wesentliche Faktoren: Explosivität, Muskel-Geist-Verbindung und Grundübungen.

Explosivität Unter explosiven Kraftübungen versteht man Übungen, bei denen Bewegungen gegen einen Widerstand wie z. B. Hanteln so schnell wie möglich ausgeführt werden. Durch explosive Muskelkontraktionen – den klugen und gezielten Einsatz der im Muskel enthaltenen motorischen Einheiten – wird besonders rasch Kraft erzeugt. Man sollte wissen, dass der Muskel viel schwerer und härter arbeiten kann, als uns das Gehirn signalisiert, weshalb ich meine Grenzen immer wieder aufs Neue ausreize.

Muskel-Geist-Verbindung Training ist für mich direkt, intuitiv und allgegenwärtig. Ich muss mich spüren, darin aufgehen und agiere fast schon instinktiv. Wenn sich das, was ich tue, richtig gut anfühlt und ich mich nicht verletze, bin ich auf einem sicheren Weg, egal was andere sagen. Es gibt im Training nur mich, und da geht es nicht um Richtig oder Falsch. Hauptsache ist, dass mich die Übungen weiterbringen und dass ich in meinen Bewegungen immer geschmeidig bleibe. Den Kopf schalte ich bewusst und zum richtigen Zeitpunkt ein, ansonsten gebe ich mich einfach meinem Flow hin.

Gerade hier zeigt sich auch, wie notwendig es ist, ein Gewicht zu finden, das euch richtig belastet. Ihr braucht dabei nicht mit anderen Trainierenden mitzuhalten! Wenn ihr aber die Muskulatur, die ihr trainieren möchtet, gar nicht spürt, kann auch kein optimaler Reiz entstehen. Versucht deshalb, immer das Gewicht zu wählen, bei dem es euch gelingt, diese Verbindung auch wirklich herzustellen.

Im Klartext heißt das, ihr wählt immer ein Gewicht, das euch die Zielmuskulatur während der Übung optimal spüren lässt! Ist das Gewicht nämlich zu hoch, kann die Übung zwar ausgeführt werden, allerdings beansprucht ihr dann die Zielmuskulatur nicht richtig; ihr schwingt z. B. beim Bizeps-Curl so stark mit, dass die Arbeit allein durch die Rückenmuskulatur stattfindet.

Grundübungen oder komplexe Übungen   Der Ablauf meiner Trainingssession wird durch die Grundübungen bestimmt. Sie bilden das Fundament, auf das alles Weitere aufgebaut und abgestimmt wird. Die Grundübungen stehen bei mir beim und nach dem Warm-up auf dem Programm, zu ihnen gehören Kreuzheben, Bankdrücken, Kniebeugen oder auch Klimmzüge. Sie erfordern viel Kraft und sind in der Regel schwer auszuführen, da sie mehrere Muskelpartien gleichzeitig stimulieren bzw. da bei ihnen mindestens zwei Gelenke in die Bewegung mit eingebunden sind; deswegen werden sie auch als komplexe Übungen bezeichnet. Bei diesen Grundübungen schüttet der Körper verschiedene Hormone wie z. B. Testosteron aus, die das Wachstum der Muskeln fördern.

Freestyle-Training

Ich bin dafür bekannt, dass ich ins Gym gehe und einfach loslege – wie ihr wisst, nicht ohne Plan, aber trotzdem so spontan wie möglich. Ich bin immer darum bemüht, meine Fähigkeiten optimal einzusetzen. Und genau aus diesem Grund muss mein Training auch so flexibel sein, denn ich möchte Ergebnisse sehen und nicht bloß auf der Stelle treten. Dabei kombiniere ich die unterschiedlichsten Übungen miteinander, werde eins mit mir und funktioniere fast wie im Rausch. Ich mache das, was sich gut anfühlt und mich vorwärtspusht, deshalb ändert sich auch die Anzahl der Wiederholungen und Sätze von Mal zu Mal. Solange ich mich in meinem Trainingsschwerpunkt bewege, mich also an Push-Pull-Legs halte, weiß ich, was ich zu tun habe.

Warum aber überhaupt unterschiedliche Trainingsschwerpunkte setzen? Was bringt das? Die Antwort auf diese Fragen ist ganz einfach: Es ist nicht möglich, einzelne Muskeln separat zu trainieren. Bei allen Übungen, bei jedem Satz und jeder Wiederholung, werden neben dem gewünschten Muskel auch viele andere Muskeln stimuliert. Das ist aber keinesfalls ein Manko, im Gegenteil: Wer weiß, welche Muskelpartien zusammenspielen und miteinander harmonieren, kann sein Training viel smarter und effektiver gestalten.

Beispiel Bankdrücken: Bei dieser Übung stimuliere ich neben der Brustmuskulatur auch gleich die der Schultern und den Trizeps, ob ich nun will oder nicht. Das merke ich übrigens auch physisch, denn ich spüre ja, welche Muskeln ich beanspruche, beim und auch nach dem Training, wenn der Muskelkater schön zieht. Im Gym gehe ich immer an mein Limit, damit ich mir hinterher nicht vorwerfen muss, härter arbeiten zu können, als ich es bereits tue. Allerdings achte ich enorm darauf, mich nicht zu verletzen, wobei mir meine Erfahrung eine große Hilfe ist. Ich kenne meinen Körper in- und auswendig, weiß genau, was er braucht, um sein Potential abzurufen. Das Training soll aufbauen und nicht verbrauchen, deshalb versuche ich, möglichst smart und strategisch zu Werke zu gehen.

Push-Pull-Legs – ideal für die Regeneration
Ein zentrales Thema in puncto Fitness ist die Regeneration, und die kommt gerade bei Push-Pull-Legs ideal zur Geltung. Doch wie ist es möglich, regelmäßig und ausgiebig zu trainieren, ohne die nötigen Ruhephasen auszulassen? Zum Großteil durch die Schwerpunktsetzung in meinem Training. Ich nehme an einem Tag bestimmte Muskeln durch, die ich am Tag darauf ruhen lasse, indem ich mich gezielt auf andere Partien konzentriere. So decke ich nacheinander jeden Bereich meines Körpers optimal ab. Die Grundübungen sind dabei äußerst hilfreich, da sie vor allem große Muskeln beanspruchen und gleichzeitig viele kleinere mitstimulieren.
Das hört sich in der Theorie alles recht einfach an. Doch jeder, der nach Push-Pull-Legs arbeitet, weiß natürlich, dass das in der Praxis ein bisschen anders aussieht. Gerade Übungen wie Bankdrücken stimulieren eben nicht nur die Brustmuskeln, sondern auch die der vorderen, mittleren und teilweise auch der hinteren Schultern. Was aber tun, wenn die Schultern bereits am Vortag trainiert wurden? Wo bleibt dann die Regeneration? Nun, wie überall im Leben muss man auch im Training Kompromisse eingehen. Ihr bekommt mit der Zeit aber von selbst ein Gefühl dafür, wann es genug ist oder ob ihr noch Luft nach oben habt. Normalerweise funktioniert Push-Pull-Legs jedoch problemlos.

Mogeln erlaubt?
An dieser Stelle möchte ich noch ein paar Worte zum Cheaten sagen, da es für mich ein sehr wichtiges Thema im Gym ist. Meiner Meinung nach muss man nicht immer

alles streng nach Vorgabe machen. Jeder ist anders gestrickt, und wenn im Training einfach kein Reiz vorhanden ist, wenn einem alles zu sauber abläuft, kann man schon mal bewusst cheaten. Cheaten bedeutet, mit dem Körper bei den Übungen nicht allzu statisch zu bleiben, sondern ganz leicht mit der Bewegung mitzuschwingen.

Ich bin davon überzeugt, dass ein allzu sauberes Training manchmal sogar schädlich sein kann. Angenommen, ihr trainiert mit sehr schweren Gewichten und schwingt mit dem Körper kein bisschen mit. Die Übung wird sehr statisch, zackig und abgehackt, was mit der Zeit garantiert auf die Gelenke geht. Der Körper ist nicht darauf ausgelegt, solche Mengen an Gewicht abrupt hin und her zu bewegen. Deshalb schwinge ich gegen die gängige Meinung hin und wieder mit; dadurch wird die Übung dynamischer, und ich kann effizienter arbeiten. Schließlich soll alles, was ich mache, in eine fließende Bewegung münden, in der es praktisch keinen Ausgangs- oder Endpunkt mehr gibt. Es kann auch kaum etwas passieren, solange ich schön aufgewärmt und schon länger im Training bin, also weiß, was ich tue. Ihr dürft es nur nicht übertreiben.

Wenn ich also einer Übung mehr Dynamik verleihe, indem ich mit dem Körper mitschwinge, komme ich auch mit anderen bis dahin nicht in Anspruch genommenen Muskeln in Berührung. Ich trainiere beispielsweise am Pull-Day wie üblich den Bizeps; da kann es schon mal vorkommen, dass die Schulter indirekt mitstimuliert wird. Das ist vielleicht nicht vorgesehen, aber was soll schon groß passieren? Ihr werdet deshalb bestimmt keinen Schaden davontragen. Ganz im Gegenteil: Wenn ihr die Übung so besser spürt und happy seid, weil ihr vielleicht einen neuen Reiz empfindet – warum solltet ihr sie dann nicht genau so ausführen? Ich mache daher alles so, wie ich es für richtig halte, auch wenn ich dabei lächerlich aussehen könnte. Denn wenn sich eine Übung gut anfühlt und mich in meinem Training weiterbringt, befinde ich mich auf dem richtigen Weg.

Das bedeutet natürlich nicht, dass ihr nun ständig cheaten sollt. Gerade bei komplexen Übungen ist die richtige Ausführung enorm wichtig, da die Verletzungsgefahr sonst viel zu groß ist. Cheaten ist für mich immer dann erlaubt, wenn man sich auf der sicheren Seite befindet. Ich gehe primär nach dem, was ich fühle, ehrlich und direkt. Der menschliche Körper ist nicht darauf ausgelegt, sich unnatürlich zu bewegen; man sollte sich beim Trainieren wohl fühlen, die Abläufe sind schon anstrengend genug. Das Wichtigste ist jedoch, dass ihr euer eigenes Tempo und euren eigenen Rhythmus findet, dann kommt ihr auf jeden Fall ans Ziel.

Eine typische Trainingseinheit

Damit ihr einen Eindruck davon bekommt, wie eine typische Trainingseinheit bei mir aussieht, gebe ich euch am besten ein Beispiel.

Da bei jedem Training mindestens eine schwere Grundübung bei mir im Fokus steht, mache ich diese schon gleich zu Beginn als Warm-up mit leichten Gewichten. So stelle ich meinen Körper optimal auf die schweren Sätze ein, die gleich im Anschluss daran folgen. Und denkt bitte immer daran: Aufwärmen ist enorm wichtig, da es die Verletzungsgefahr um ein Vielfaches verringert! Wenn ihr schön warm und sicher seid, habt ihr nämlich einen größeren Spielraum beim Ausführen eurer Übungen. Ein Tipp: Die wenigsten Leute wärmen beispielsweise ihre Rotatorenmanschette auf. Das Schultergelenk ist primär durch unsere Muskulatur fixiert, in diesem Fall kleinere Muskeln, die zusammengefasst als Rotatorenmanschette bezeichnet werden. Die könnt ihr ganz einfach mit einem Gymnastikband aufwärmen; ihr werdet euch wundern, was das in Sachen Schultermobilität ausmacht!

Die Grundübung mache ich immer zuerst, auf gar keinen Fall später, weil ich zu Anfang noch die meiste Kraft habe. Meine persönliche Lieblingsgrundübung ist übrigens Bankdrücken mit Kurzhanteln (siehe S. 40). Wenn die absolviert ist, habe ich schon einen Großteil meines Krafttrainings hinter mir. Danach ist es dann ziemlich egal, was ich tue, da ich alles machen kann, was zum Thema passt. Ich empfehle etwa Isolationsübungen, also Übungen wie Flys und Maschinenübungen, die sich auf einen bestimmten Muskel konzentrieren; aber auch eine weitere Grundübung ist nicht verkehrt. Nach 35 bis 45 Minuten Krafttraining geht es normalerweise zum Cardio, abschließend führe ich noch ein paar Dehn- und Mobilitätsübungen aus. Danach heißt es: Ab nach Hause zum Essen, wo sich meine Muskeln in Ruhe aufbauen können.

Den Spielraum nutzen

Um nun euer eigenes Programm zusammenzustellen, werft doch einen Blick in den Übungsteil (siehe S. 38–111) und probiert aus, was euch gefällt und was nicht. Ersteres könnt ihr dann in euer persönliches Trainingsprogramm aufnehmen. Alle Übungen, die ich euch hier zeige, führe ich auch wirklich aus, sie sind sozusagen meine Lieblingsübungen. Manchmal habe ich Lust und mache gleich fünf Sätze von einer Übung, die ich beim nächsten Mal vielleicht ganz auslasse. Der Spielraum ist hier enorm groß – nutzt ihn! Und mit den Übungen, die mir wirklich Spaß machen, die ich am besten spüre, erziele ich auch die besten Ergebnisse. Vermutlich kennt ihr die eine oder andere schon, bestimmt entdeckt ihr aber auch viel Neues für euch. Das Push-Pull-Legs-Konzept ist leicht zu verstehen und trotzdem vielversprechend. Es ist einfach auszuführen, da ihr zwar ohne festen Plan ins Training geht, aber trotzdem immer genau wisst, was ihr tut. Für mich bedeutet es Freiheit – eine offene und intuitive Form des Trainings.

Nur eins noch: Steckt euch stets realistische Ziele, sonst verliert ihr schnell wieder die Lust am Training und könnt euch im schlimmsten Fall sogar verletzen. Der Körper ist keine Maschine, er reagiert auf Reiz und Stress, den man im Training bewusst provoziert. Die Stimulation unserer Muskeln strapaziert den Körper, wodurch wir im Training vorwärtskommen. Ich setze diesen Stress also systematisch ein, um eine größere Leistungssteigerung zu erzielen. Arbeitet mit eurem Körper zusammen und nicht gegen ihn!

Weitere Tipps fürs Training im Gym

Allgemein ist beim Krafttraining darauf zu achten, dass ihr beim Ausführen eurer Übungen immer eine stabile Haltung einnehmt.

Ich würde auch empfehlen, euch eine möglichst saubere Technik anzueignen, weil ihr so die Verletzungsgefahr stark reduziert. Um einen festeren Stand im Training zu bekommen, ist es oft hilfreich, die Bauchmuskeln anzuspannen, das verleiht euch einfach mehr Stabilität.

Generell wird bei der Belastung ausgeatmet. Damit könnt ihr jedoch ein wenig experimentieren; bei gewissen Übungen etwa halte ich Spannung und Atem im Bauchbereich. Ein Beispiel: Beim Bankdrücken atmet ihr bei der Drückbewegung aus und erst wieder ein, wenn ihr mit der Langhantel nach unten geht. Trotzdem empfehle ich, überwiegend bei der Belastung auszuatmen.

Wichtig ist auch, dass ihr euch bei den Übungen auf den trainierten Muskel konzentriert, ihn richtiggehend fokussiert! Aber Achtung: Mehr Gewicht bedeutet nicht automatisch mehr Muskelreiz. Geht deshalb lieber kontrolliert an die Sache heran und stimuliert den Muskel vor allem aus dem Geist heraus. Ihr werdet sehen, wie gut ihr ihn dann plötzlich spürt!

Muscle Power – ein paar Basics zu den Muskeln

Ich will euch nicht mit langweiliger Theorie nerven, aber ein paar Basics über unseren Körper solltet ihr schon wissen. Er ist immerhin das Material, mit dem wir arbeiten; er ist aber keine Maschine und muss deshalb trainiert und mit Nährstoffen versorgt werden, damit wir seine volle Leistung abrufen können. Er ist hochaktiv und reagiert schon auf die kleinsten Reize.

Was wir im Gym trainieren, sind die Muskeln. Doch wie sind diese beschaffen, wie funktionieren sie? Ein Muskel besteht zu 25 Prozent aus Eiweiß (Protein), der Rest ist Wasser. Muskeln machen mehr als ein Drittel unserer Körpermasse aus, in der Medizin unterteilt man sie allgemein in drei Kategorien: in Skelett-, Herz- und glatte Muskulatur. Für das Training ist vor allem die Skelettmuskulatur interessant, da nur sie aktiv und gezielt bearbeitet werden kann – auf Herz- und glatte Muskulatur haben wir keinen Einfluss.

Die Skelettmuskeln haben viele Aufgaben; so dienen sie uns etwa als Schutz für Gelenke und Organe, sie helfen aber auch bei der Stabilisierung des Gleichgewichts. Für Bewegung und Koordination sind die sogenannten globalen Muskeln zuständig, die ebenfalls zu den Skelettmuskeln zählen. Sie liegen fast direkt unter der Haut und sind somit besonders gut sichtbar – sie sind es, die wir im Gym trainieren! Die größten von ihnen befinden sich an Rücken, Po und Beinen. Werden diese Muskeln beansprucht, verbrauchen wir viel Energie und Kalorien, weshalb Kraftsport auch so effektiv für den Fettabbau ist.

Wie der Muskelaufbau geschieht

Grundsätzlich ist der Muskel ein Gewebe, das sich je nach Betätigung und Nahrungszufuhr verändert, d.h., er zieht sich zusammen oder bläht sich auf. Er besteht aus einer Vielzahl von Muskelfasern, die wiederum zu einzelnen Bündeln zusammengefasst sind; die Fasern der globalen Muskeln erzeugen die meiste Kraft von allen. In ihrem Inneren befinden sich Zellkerne, die überwiegend aus sogenannten Muskelfibrillen bestehen. Deren kleinste Einheit nennt man Sarkomere, und genau hier spielt sich die Action ab: die aktive Muskelverkürzung! Der Muskel baut sich nämlich durch Verkürzung und Ausdehnung auf, wofür bestimmte Proteine sorgen. Diese sind wie kleine Rohre ineinandergesteckt und bewirken durch Zusammen- und Auseinanderschieben eine gewisse Reibung und somit Risse im Inneren. Titin, das größte Protein in unserem Körper, hält all das zusammen. Der Vorgang des Muskelaufbaus wird in der Fachsprache als Hypertrophie bezeichnet und kann durch verschiedene Sport- und Bewegungsarten ausgelöst werden: durch Ausdauertraining ebenso wie durch Krafttraining, statische Haltungen und intra- oder intermuskuläre Koordination, also entweder durch das Nerv-Muskel- oder das Muskel-Muskel-Zusammenspiel.

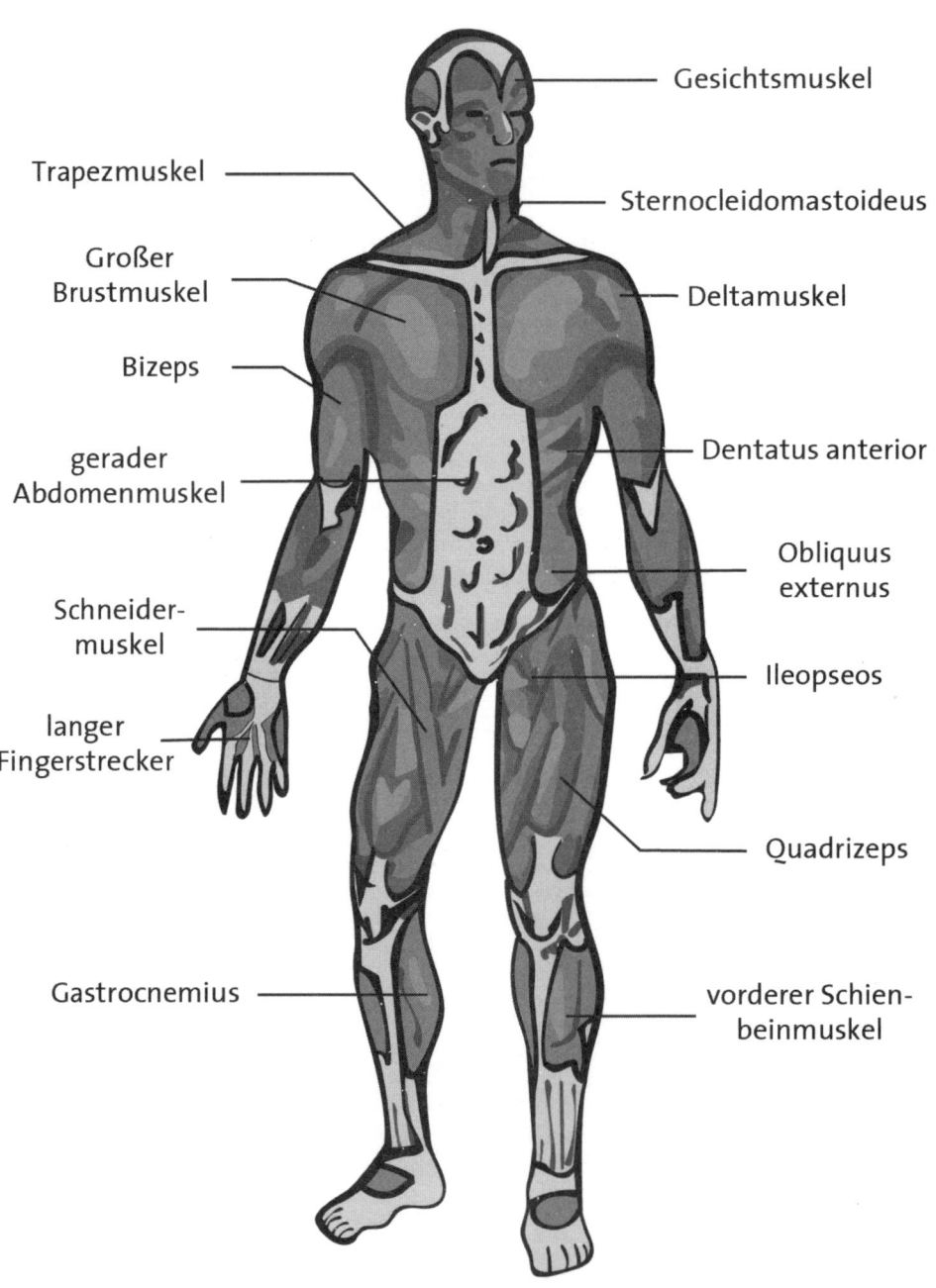

Gesichtsmuskel

Trapezmuskel

Sternocleidomastoideus

Großer
Brustmuskel

Deltamuskel

Bizeps

gerader
Abdomenmuskel

Dentatus anterior

Obliquus
externus

Schneider-
muskel

Ileopseos

langer
Fingerstrecker

Quadrizeps

Gastrocnemius

vorderer Schien-
beinmuskel

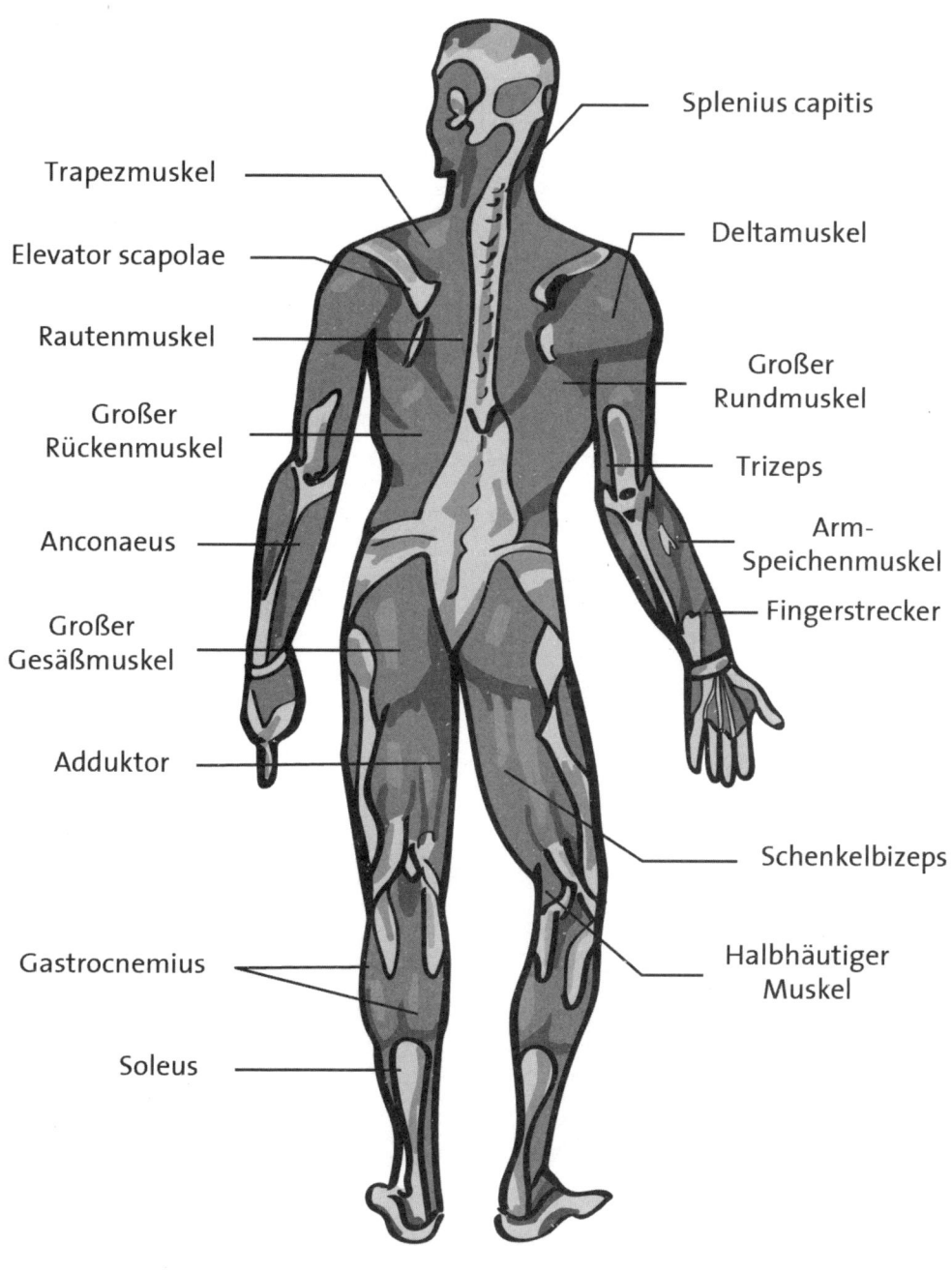

Trapezmuskel

Elevator scapolae

Rautenmuskel

Großer
Rückenmuskel

Anconaeus

Großer
Gesäßmuskel

Adduktor

Gastrocnemius

Soleus

Splenius capitis

Deltamuskel

Großer
Rundmuskel

Trizeps

Arm-
Speichenmuskel

Fingerstrecker

Schenkelbizeps

Halbhäutiger
Muskel

Trainingstag // Push-Day

Für mich beginnt die Woche immer mit dem Push-Day! Wie der Name schon sagt, stehen hier Drückübungen wie Bank- und Schulterdrücken, diverse Trizepsübungen oder Dips auf dem Programm. Auch Squats (Kniebeugen) zählen zu den Push Exercises, doch fasse ich alle Beinübungen an einem separaten Legs-Day (siehe S. 92) zusammen.

Der Push-Day läuft bei mir jedes Mal anders ab. Ich ändere ständig die Auswahl und Reihenfolge meiner Übungen, ebenso wie die Anzahl der Sätze und Wiederholungen. Dadurch ergeben sich immer wieder neue Kombinationen, so dass das Training nie langweilig wird. Zur groben Orientierung: Die meisten Sätze führe ich mit der Grundübung aus, in der Regel so zwischen 4 und 5; bei Isolationsübungen sind es dann etwas weniger, da reichen mir oft 1 bis 2 Sätze.

Grundübungen sind extrem effektiv und gehen vor allem auf das zentrale Nervensystem, weshalb sie ganz klar im Fokus meines Trainings stehen. Auf sie baue ich dann den restlichen Verlauf auf. Isolationsübungen etwa kosten nicht viel Zeit, sind einfach durchzuführen und machen meist auch mehr Spaß als komplexe Übungen. Am wichtigsten ist mir die Abwechslung, weil mein Körper darauf am besten reagiert.

Intuitive Pausen

Pausen baue ich intuitiv ein, je nachdem, wie ich mich fühle und was mir mein Körper signalisiert. Ich bin strikt gegen das systematische Einbauen von Pausen, da ich ja selbst spüre, wie es mir geht. Aus diesem Grund gibt es für mich auch keine optimale Satzpausenlänge. Ich pausiere genau so lange, wie ich brauche, um mich auf den nächsten Satz vorzubereiten – körperlich und mental. Eine Uhr brauche ich dafür nicht. Manchmal kann der Körper schon wieder, aber der Geist will noch ein paar Sekunden warten, oder umgekehrt. Solange der Körper warm bleibt und ich nicht aus meinem Rhythmus komme, bin ich auf der sicheren Seite. Bei

Grundübungen empfehle ich aber dennoch, ein wenig mehr Rast einzulegen als sonst, doch auch das signalisiert mir mein Körper von selbst. Wenn ihr unbedingt eine Formel braucht, nach der ihr euch richten wollt, dann würde ich sagen: Plant bei komplexen Übungen, die stark das zentrale Nervensystem und dabei viele Muskeln gleichzeitig beanspruchen, bis zum nächsten Satz etwas mehr Regenerationszeit ein. Bei kurzen Übungen, die kleine Muskelgruppen bedienen, also z. B. Isolationsübungen, könnt ihr wieder mehr Gas geben.

Sobald ich im Training warm werde, will der Körper mehr. Er bereitet sich auf die nächsten Sätze vor, schießt Blut in die Muskeln und ist vollkommen aufgepumpt. Die Systeme laufen auf Hochtouren, und ich vertraue voll und ganz auf mich und nutze die Kraft, die mir mein Body zur Verfügung stellt – so merke ich gleich, wenn der Muskel übersäuert, also erschöpft ist und ich wieder eine Pause brauche. Hört auf die Signale eures Körpers!

Beim Bankdrücken sind grundsätzlich folgende Punkte zu beachten:

SETUP Ihr stützt euch mit den Beinen auf dem Boden ab, während ihr Bauch und Po fest anspannt. Dabei zieht ihr die Schulterblätter nach hinten, so dass ihr praktisch auf ihnen liegt.

AUSFÜHRUNG Achtet darauf, nicht mit eurem Körper auf der Bank hin und her zu rutschen. Bleibt immer stabil und führt eure Übungen über den gezielten Muskel aus. Ich persönlich trainiere sehr explosiv in der »positiven Bewegung«, also bei der Belastung nach oben hin, und kontrolliert, aber nicht zu langsam in der »negativen Bewegung«, also bei der Belastung zurück nach unten.

TIPP Beginnt am besten mit geringen Gewichten, um die Technik einer Übung erst kennenzulernen. Wenn ihr eine saubere Ausführung draufhabt, könnt ihr das Gewicht deutlich steigern, um einen wirklich guten Muskelreiz zu erzielen. Achtet auch immer darauf, dass ihr bei den meisten Übungen euren vollen Bewegungsradius ausnutzt.

Bankdrücken mit der Langhantel

Grundübung

Haupteinsatzbereich: Brust // Wiederholungen: 6–12

Ausführung

Legt euch rücklings auf die Bank. Die Griffbreite der Hände sollte eurer Schulterbrei-te entsprechen. Nutzt die volle Länge eures Bewegungsradius aus, um einen opti-malen Muskelreiz zu erzielen. Lasst die Stange kontrolliert bis zur Brust herabsinken und drückt sie dann wieder nach oben. Achtet darauf, dass ihr die Arme dabei nicht

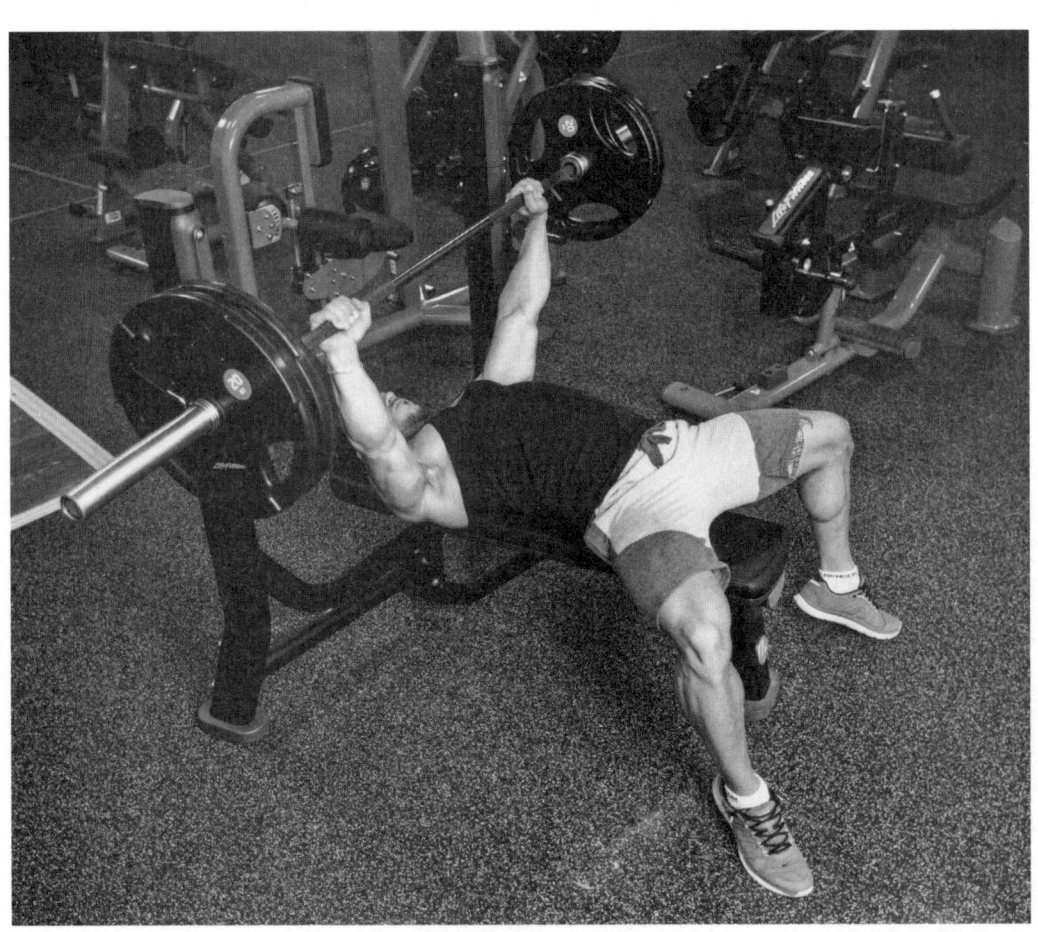

komplett durchstreckt und eure Kraft zum Drücken aus der Brust kommt. Beim Bankdrücken mit Lang- oder Kurzhanteln werden auch immer Schultern und Trizeps mitstimuliert; womit ihr den besten Effekt erzielt, müsst ihr mit der Zeit selbst herausfinden. Generell ist Bankdrücken eine der wichtigsten und effektivsten Übungen für die Brust.

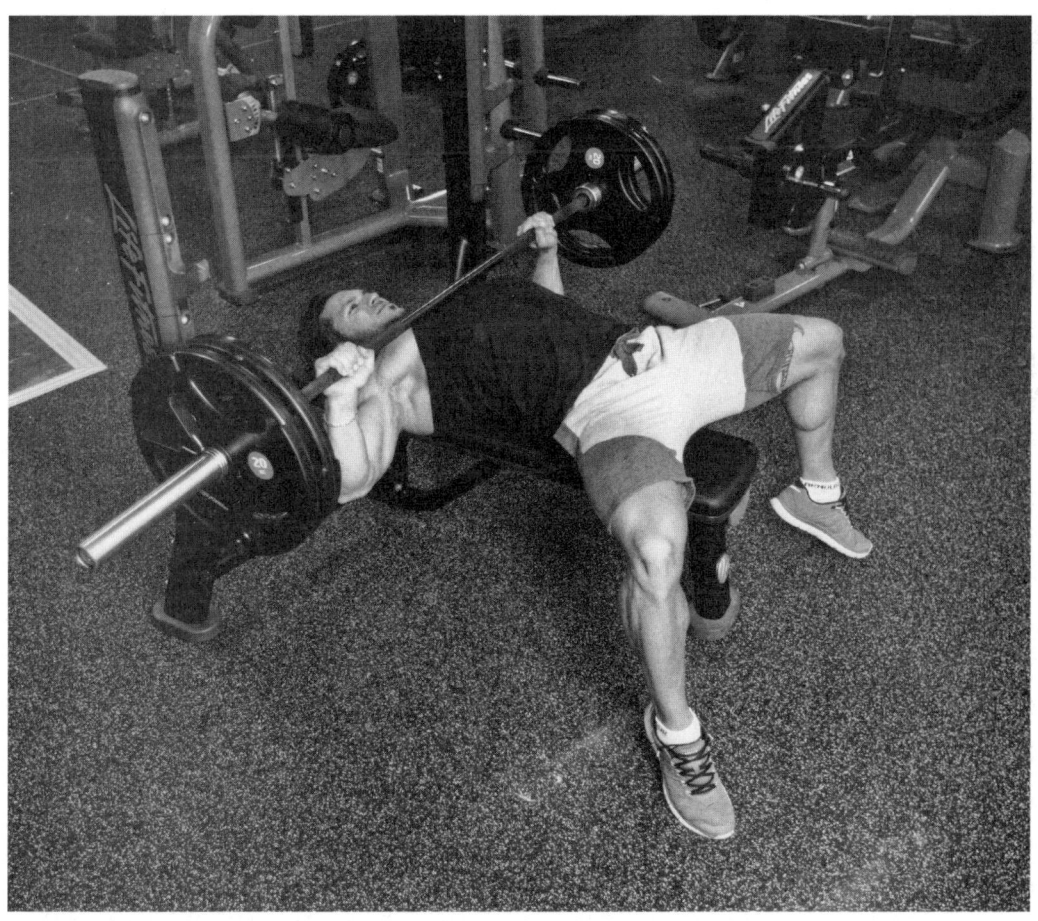

Bankdrücken mit Kurzhanteln

Grundübung

Haupteinsatzbereich: Brust // Wiederholungen: 6–12

Ausführung

Legt euch rücklings auf die Bank. Der Griff ist hier eine Spur enger als eure Schulterbreite, und ihr drückt kontrolliert und gezielt aus den Brustmuskeln heraus. Ihr lasst die Kurzhanteln kontrolliert bis zur Brust herabsinken, um sie dann wieder nach oben zu drücken, ohne dabei die Arme komplett durchzustrecken.

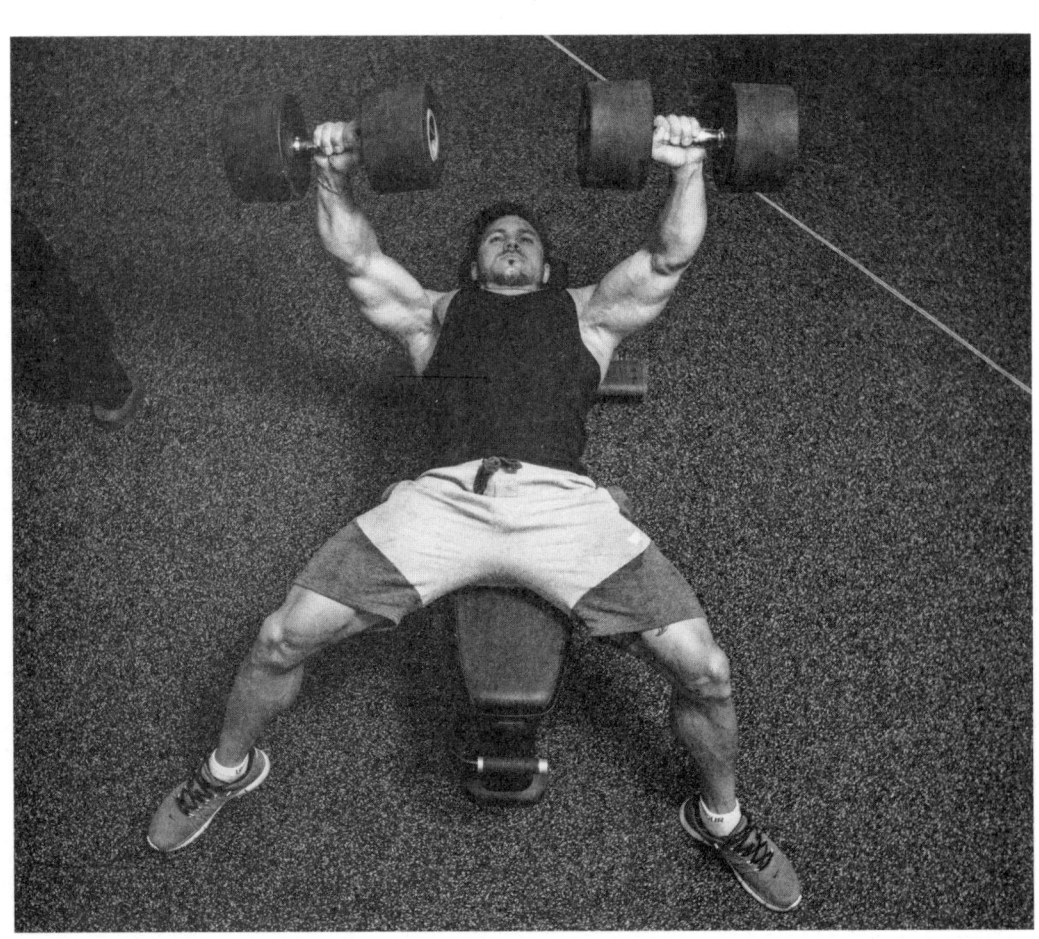

Bei der Ausführung dieser Übung könnt ihr etwas variieren, um von Zeit zu Zeit einen neuen Reiz zu setzen. Ein Tipp zur Drückbewegung: Versucht im letzten Drittel der Bewegungsausführung eure Handgelenke nach innen zu rotieren.

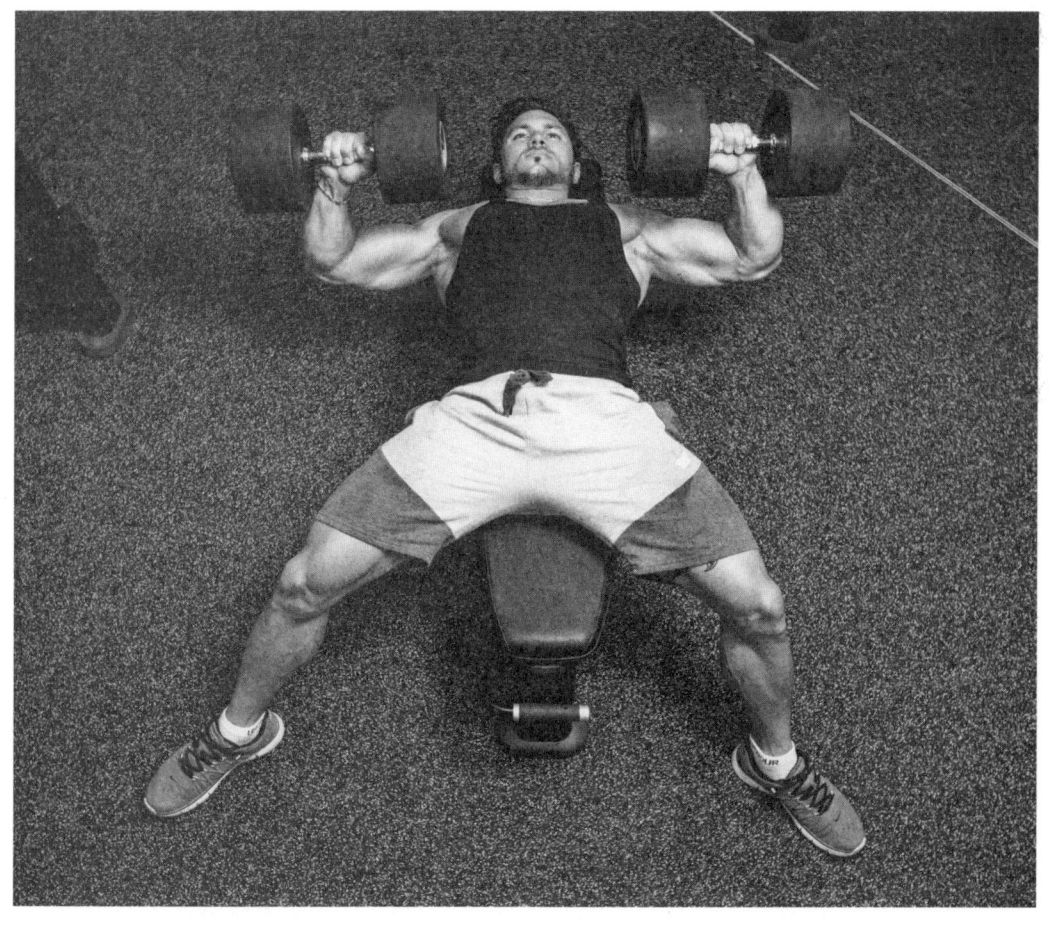

Schrägbankdrücken mit der Langhantel

Grundübung
Haupteinsatzbereich: Brust // Wiederholungen: 6–12

Ausführung
Legt euch rücklings auf die Schrägbank. Greift die Stange etwa schulterbreit. Beim Drücken kann sie sowohl die Brust berühren als auch kurz davor abgestoppt werden. Achtet hier wieder darauf, dass ihr eure Arme nie ganz durchstreckt.

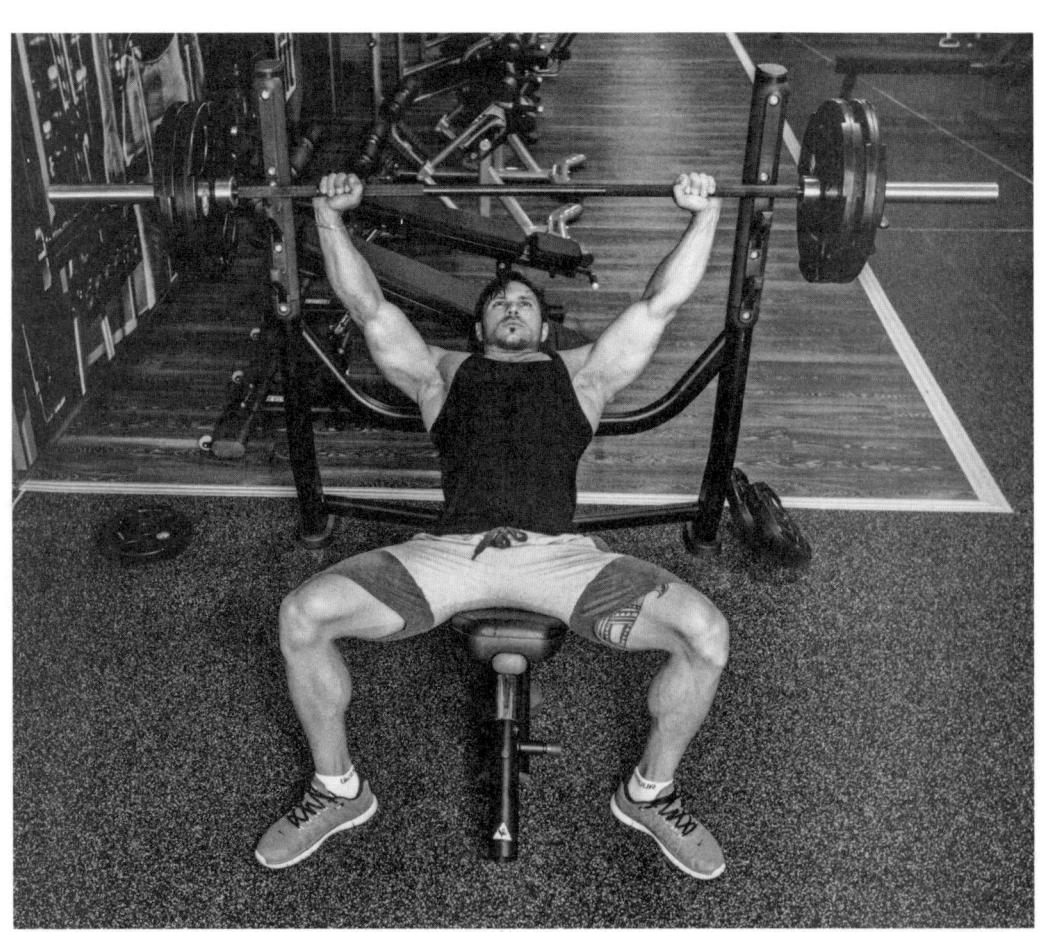

Achtet hier zusätzlich auf den Winkel der Bank, da bei dieser Übung vor allem die Brustmuskulatur stimuliert werden soll. Ist der Winkel nämlich zu steil, trainieren wir stattdessen primär die vordere Schultermuskulatur.

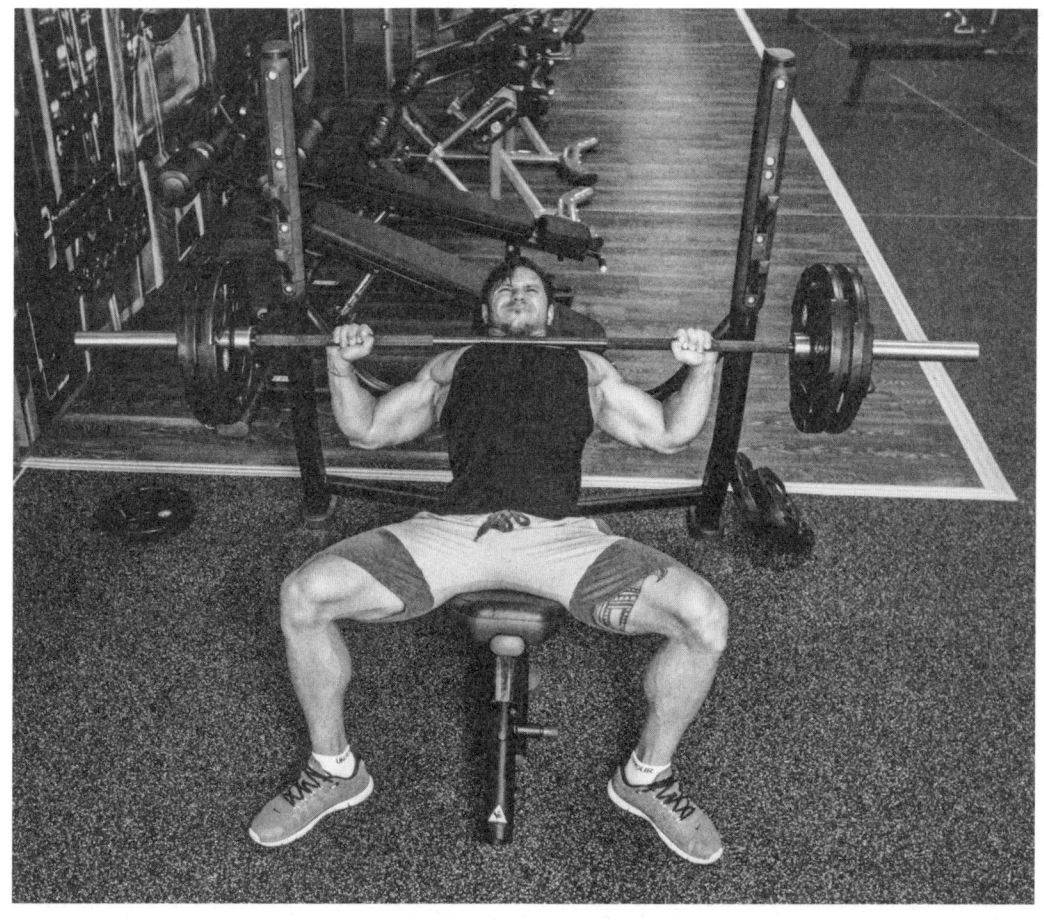

Schrägbankdrücken mit Kurzhanteln

Grundübung

Haupteinsatzbereich: Brust // Wiederholungen: 6–12

Ausführung

Legt euch rücklings auf die Schrägbank. Euer Griff ist hier etwas enger als schulterbreit. Der maximale Bewegungsradius sollte bis zur Brust und nicht tiefer gehen, die Arme werden dabei nicht komplett durchgestreckt.

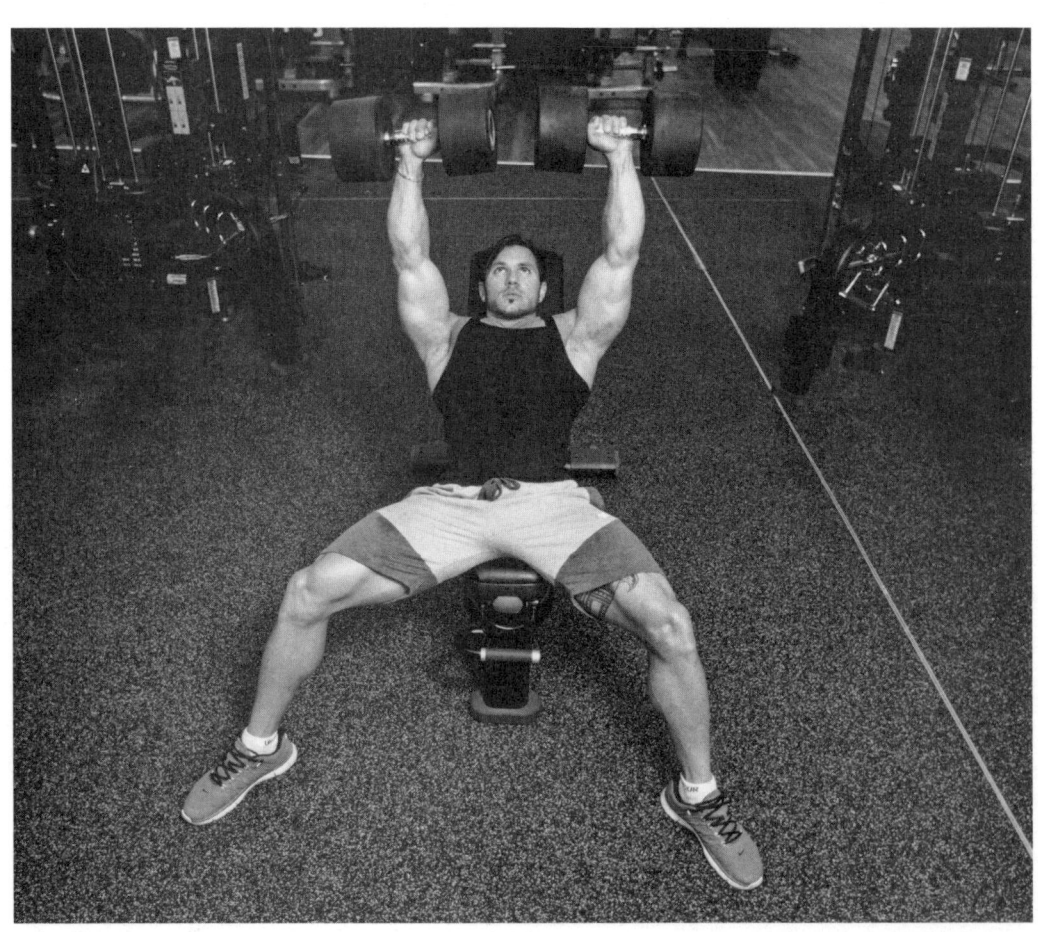

Im Gegensatz zur Übung mit der Langhantel sorgen hier viele kleinere Muskeln für eure Stabilität. Außerdem muss jeder Arm die gleiche Belastung bewältigen, ein Abfälschen ist deshalb nur schwer möglich.

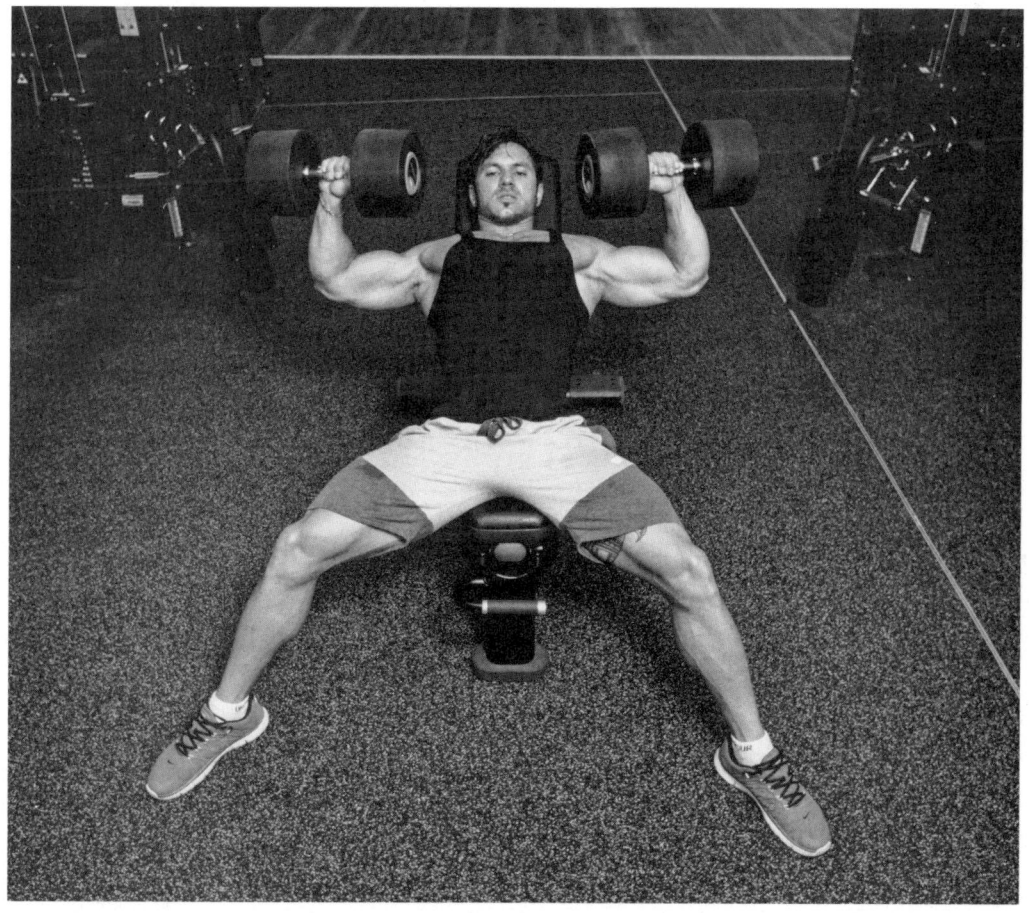

Bankdrücken an der Maschine

Haupteinsatzbereich: Brust // Wiederholungen: 8–15

Ausführung

Für diese Übung benötigt ihr einen festen Sitz, bei dem ihr nicht verrutschen könnt. Ihr spannt Bauch- und Pomuskeln an und rotiert eure Ellenbogen nach außen. Die Schulterblätter zieht ihr dabei die ganze Zeit zusammen, ohne dass die Schultern nach vorn wandern.

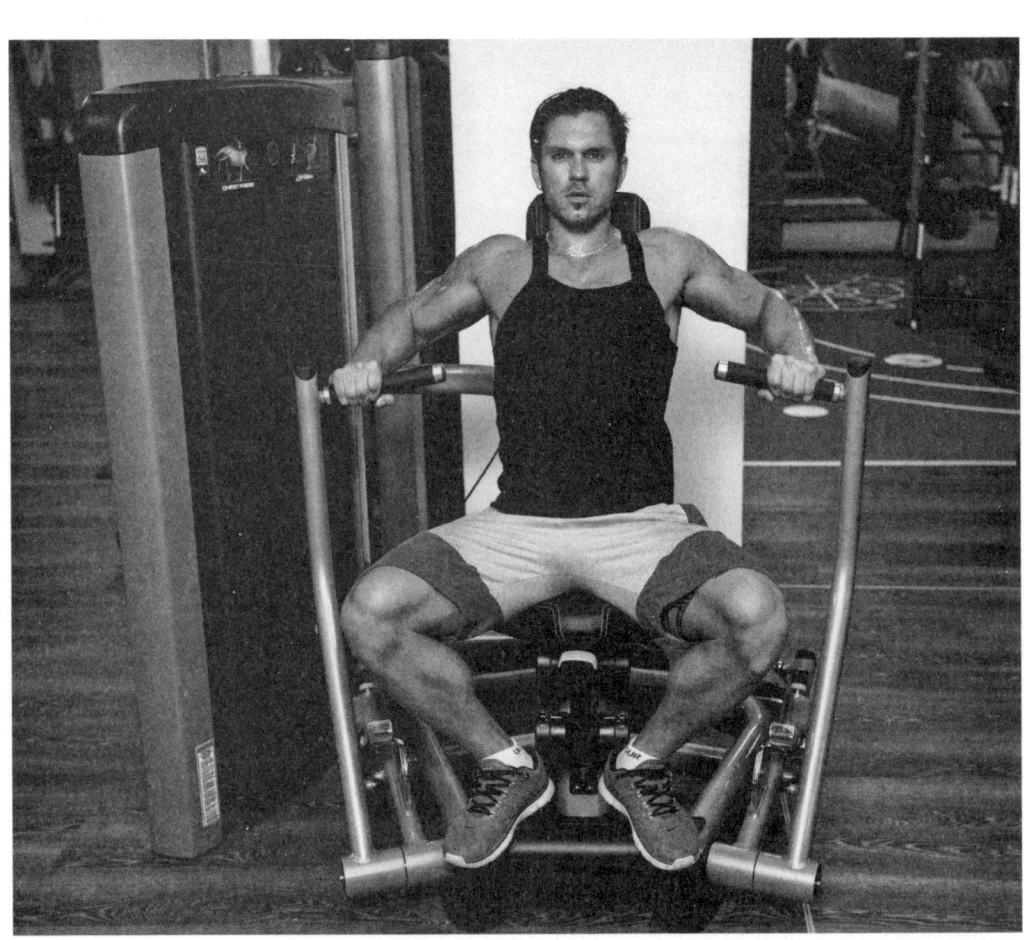

Um eine größere Muskelbelastung zu erreichen, also mehr Reiz zu setzen, beginnt ihr die Übung mit einem schweren Gewicht. Im Anschluss geht ihr ohne Pause mit dem Gewicht nach unten. Führt das Ganze etwa 5-mal durch. Diese Technik nennt man Drop-Satz oder Reduktionssatz.

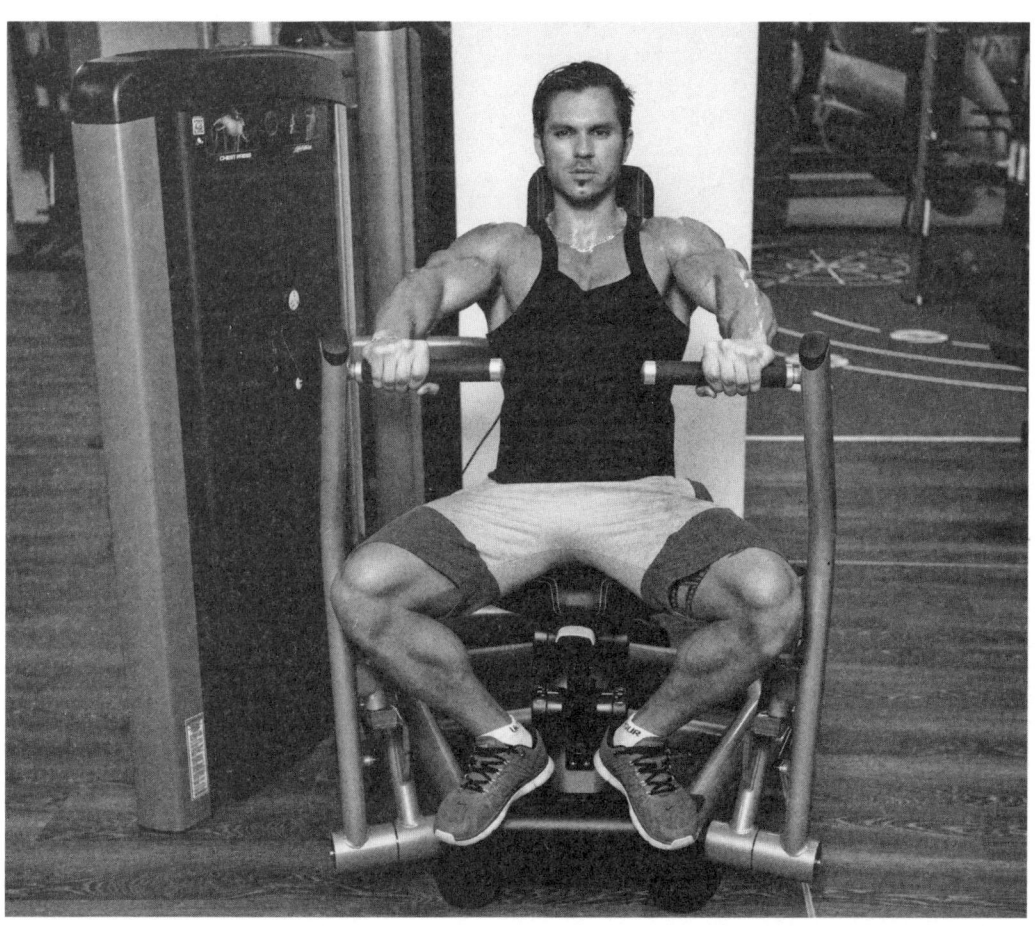

Frontdrücken stehend mit der Langhantel

Grundübung

Haupteinsatzbereich: Schultern // Wiederholungen: 8–12

Ausführung

Ihr steht aufrecht und greift etwa schulterbreit, dabei haltet ihr die Langhantel über der Brust. Der Kopf schaut nach oben oder ist leicht nach hinten versetzt, um der Stange einen geraden Weg nach oben zu ermöglichen. Nun drückt ihr kontrolliert hinauf, stoppt kurz ab und geht wieder kontrolliert nach unten. Vergesst nicht, bei

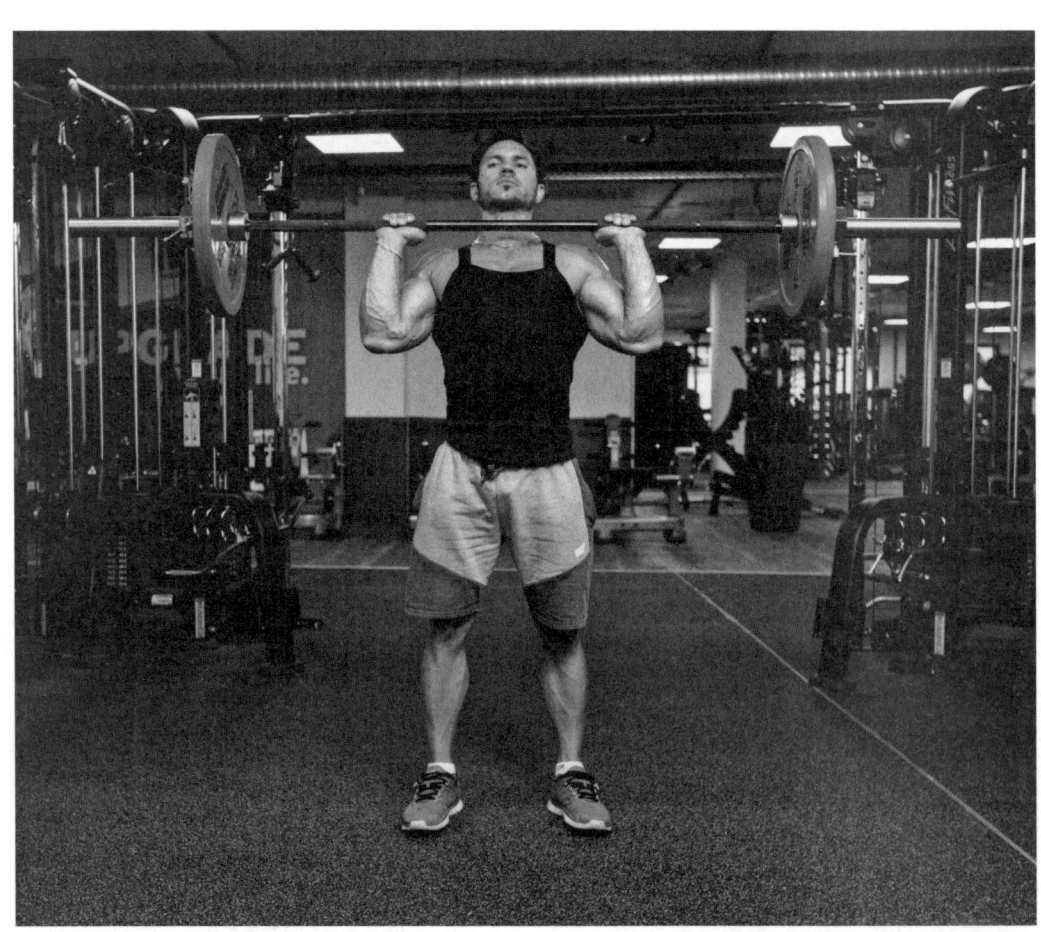

der Drückbewegung auszuatmen und euren Körper die ganze Zeit über stabil zu halten. Bei dieser Übung habt ihr einen besonders starken Muskelreiz in den Schultern und in der oberen Brust, aber auch der Trizeps wird dabei ein wenig stimuliert.

TIPP

»Frontdrücken stehend mit der Langhantel« ist auch eine Grundübung und sollte mit Vorsicht ausgeführt werden, damit ihr eure Schultern nicht verletzt!

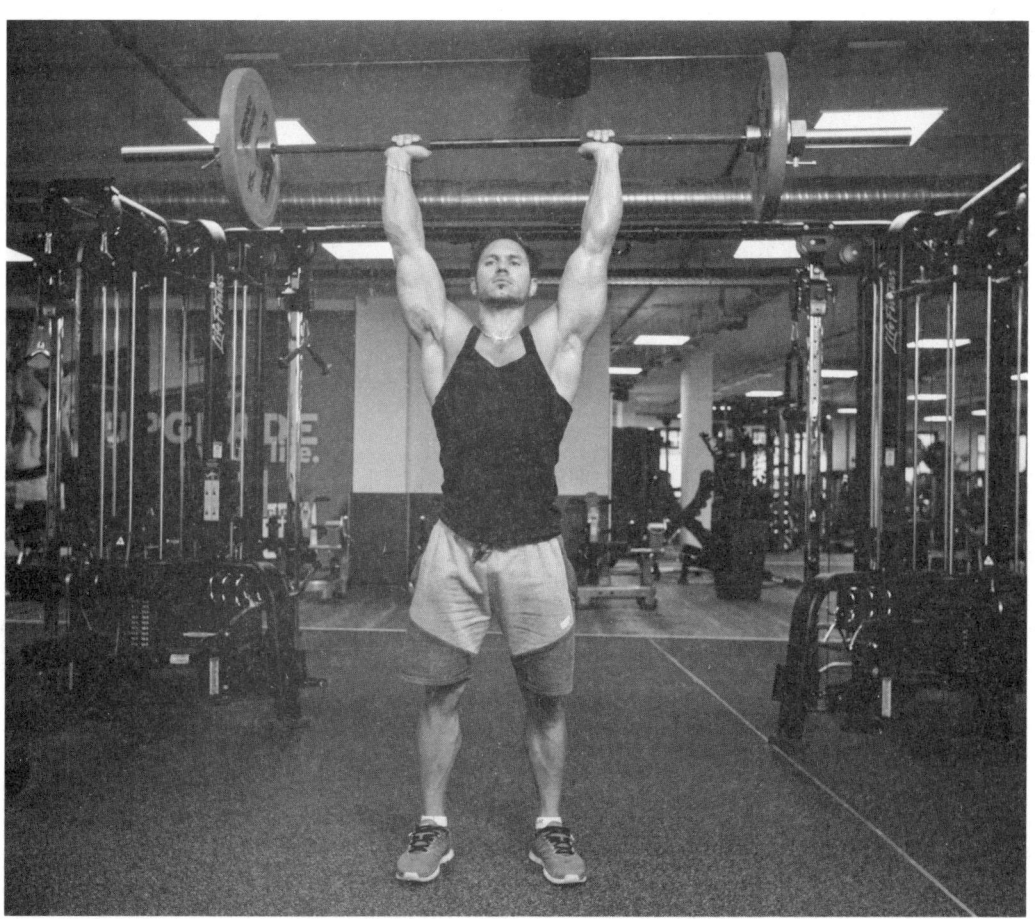

Frontdrücken mit Kurzhanteln

Grundübung

Haupteinsatzbereich: Schultern // Wiederholungen: 8–12

Ausführung

Diese Übung ist identisch mit »Frontdrücken stehend mit der Langhantel« – außer natürlich, dass hierbei Kurzhanteln verwendet werden. Beginnt lieber mit einem geringeren Gewicht, um euch eine saubere Technik bei der Ausführung anzueignen.

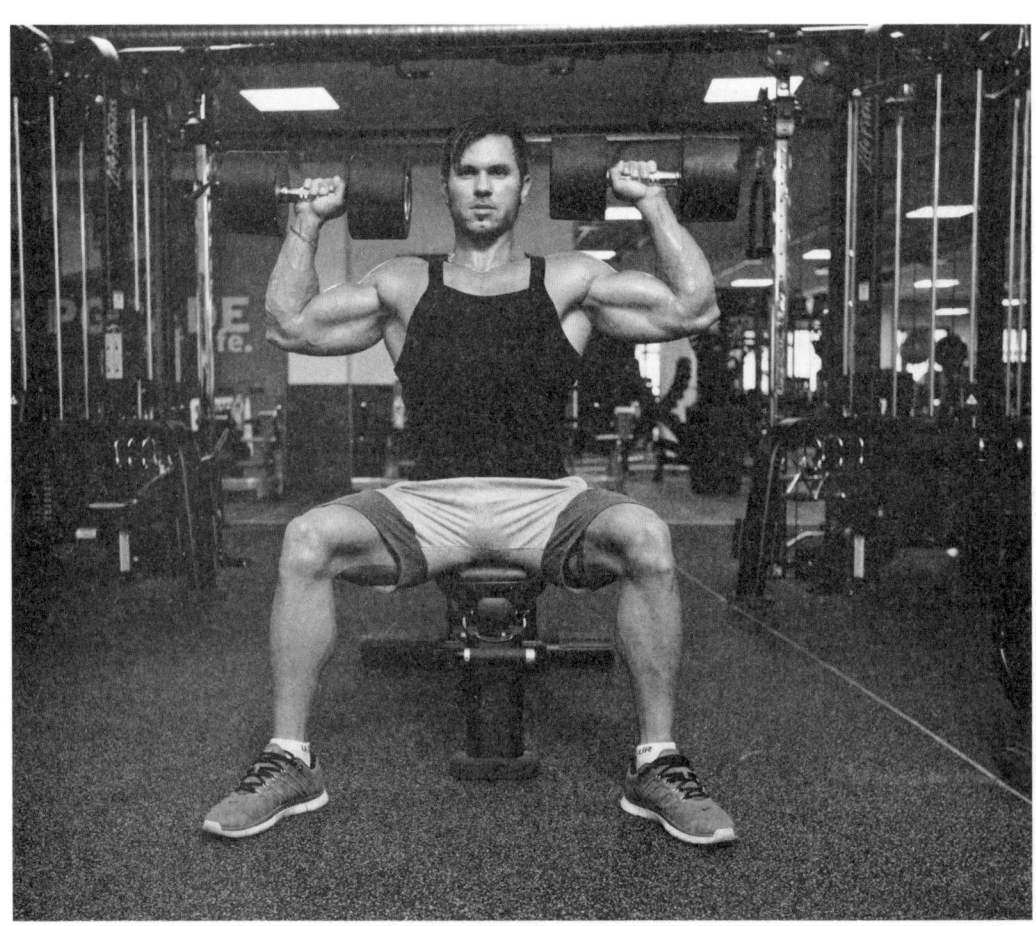

Den Winkel der Bank könnt ihr minimal variieren. Wenn ihr euch leicht nach hinten lehnt, kann das zu einer besseren Stabilität führen, ohne dabei den Fokus der Übung zu verlieren.

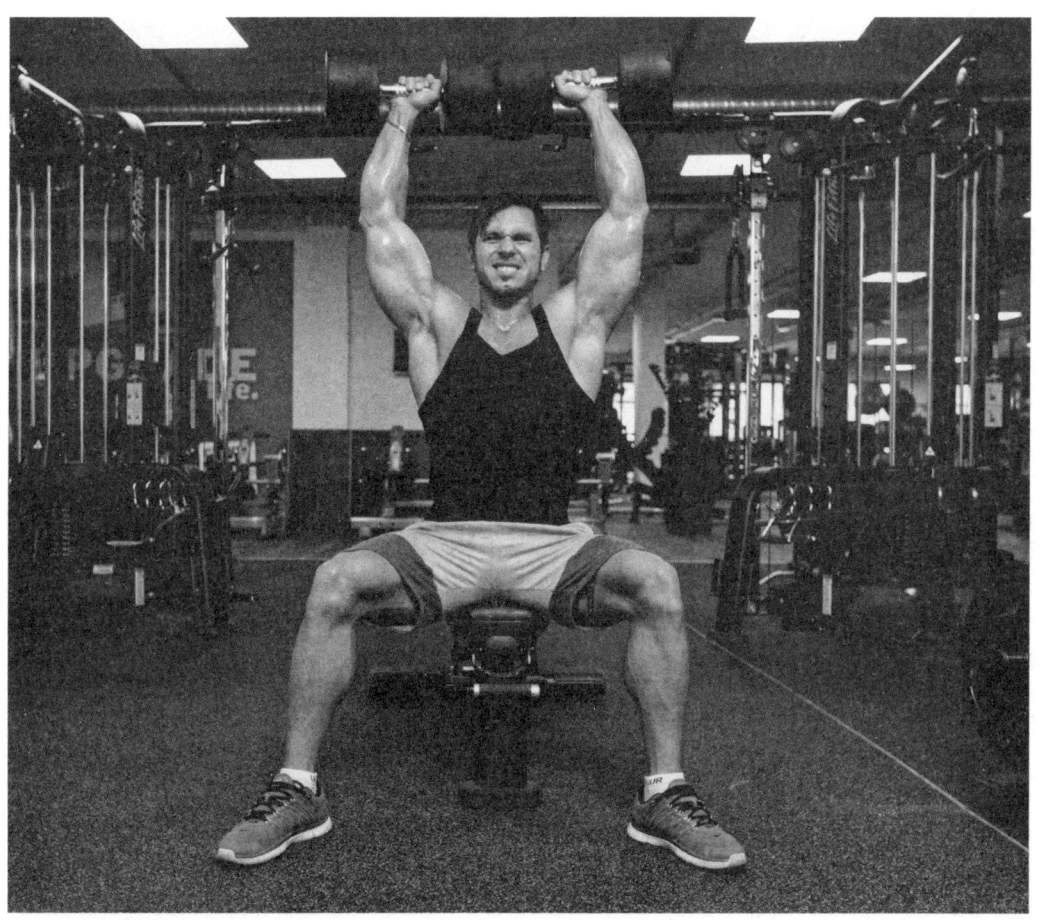

Rudern im Stehen

Haupteinsatzbereich: Schultern // Wiederholungen: 8–12

Ausführung

Ihr stellt euch mit den Beinen etwa schulterbreit auf und geht leicht in die Knie. Die Langhantel oder Sz-Stange nehmt ihr ebenfalls schulterbreit im Obergriff in die Hände und zieht sie bis kurz vor den Schultern nach oben. Danach bewegt ihr sie langsam wieder nach unten. Wenn die Arme dann beinahe ausgestreckt sind, zieht ihr die Hantel erneut nach oben. Hierbei ist besonders darauf zu achten, eine stabile

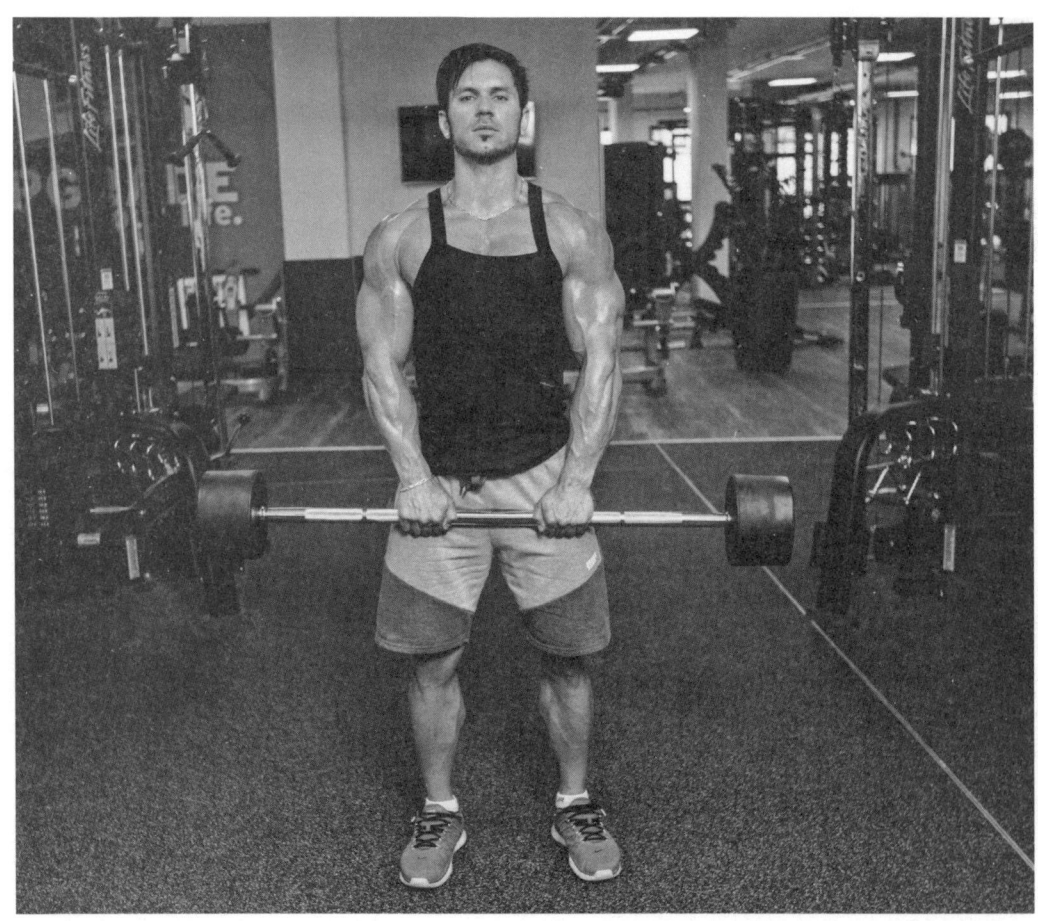

Haltung einzunehmen. Das »Rudern im Stehen« beansprucht neben der kompletten Schulter auch den Trapezmuskel.

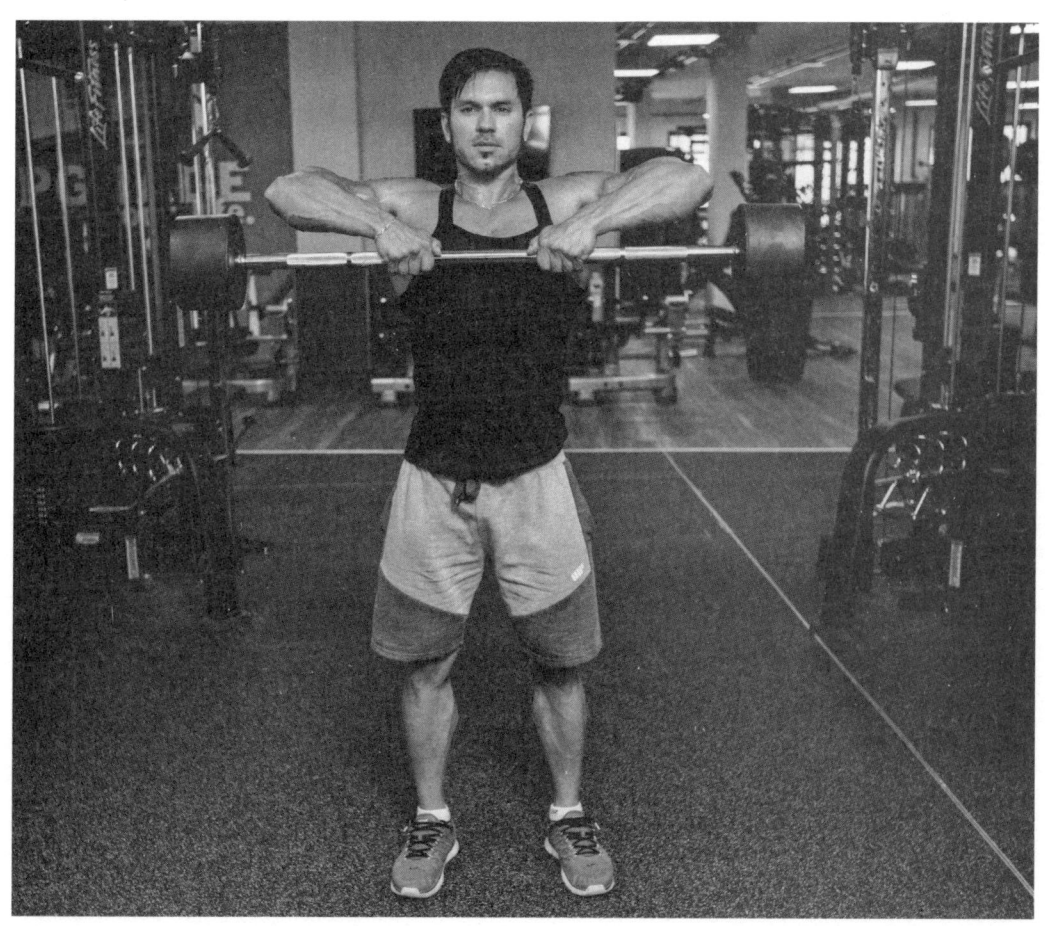

Seitheben

Haupteinsatzbereich: Schultern // Wiederholungen: 10–15

Ausführung

Ihr steht aufrecht und stabil, die Arme sind leicht gebeugt. Nun streckt ihr eure Arme mit den Gewichten seitlich aus und bewegt sie kontrolliert von oben nach unten und wieder zurück, alles ganz ohne Schwung.

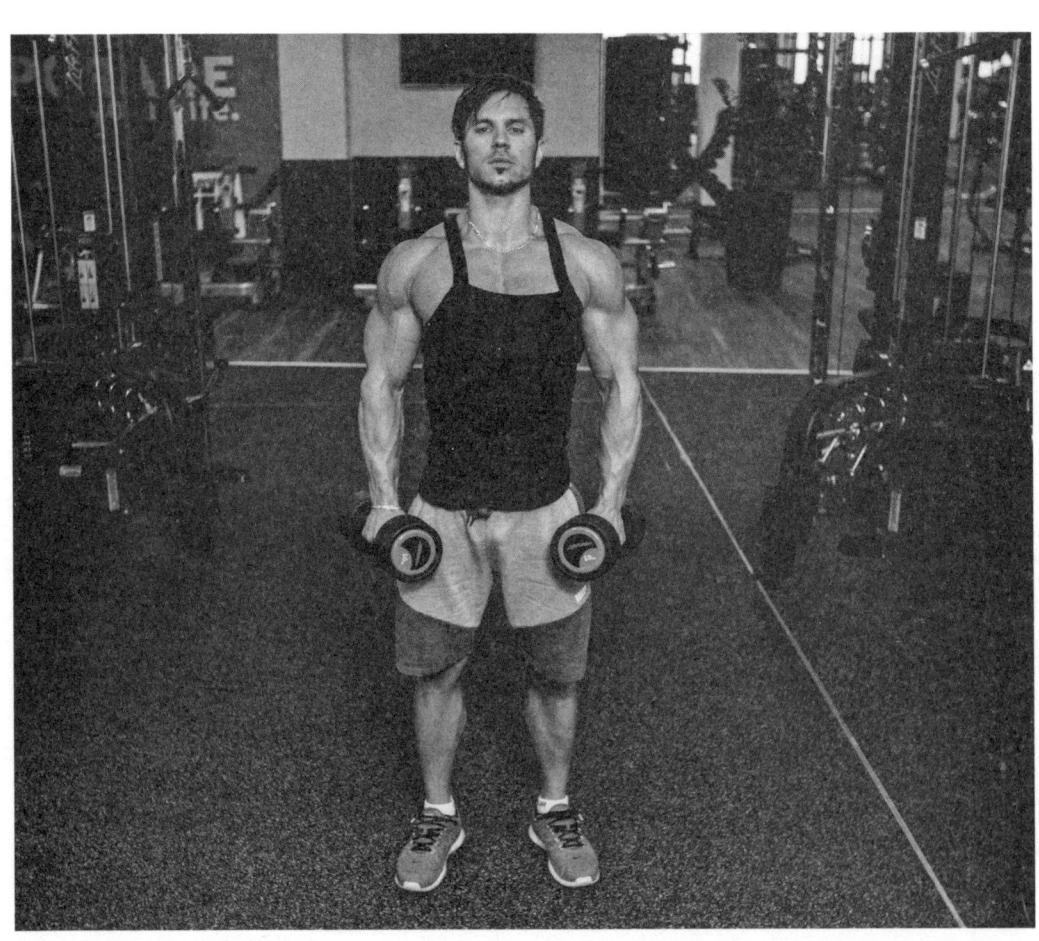

Vorsicht: Bei dieser Übung ist es enorm wichtig, auf die korrekte Ausführung zu achten, da bei zu viel Gewicht sehr leicht Verletzungen entstehen können.

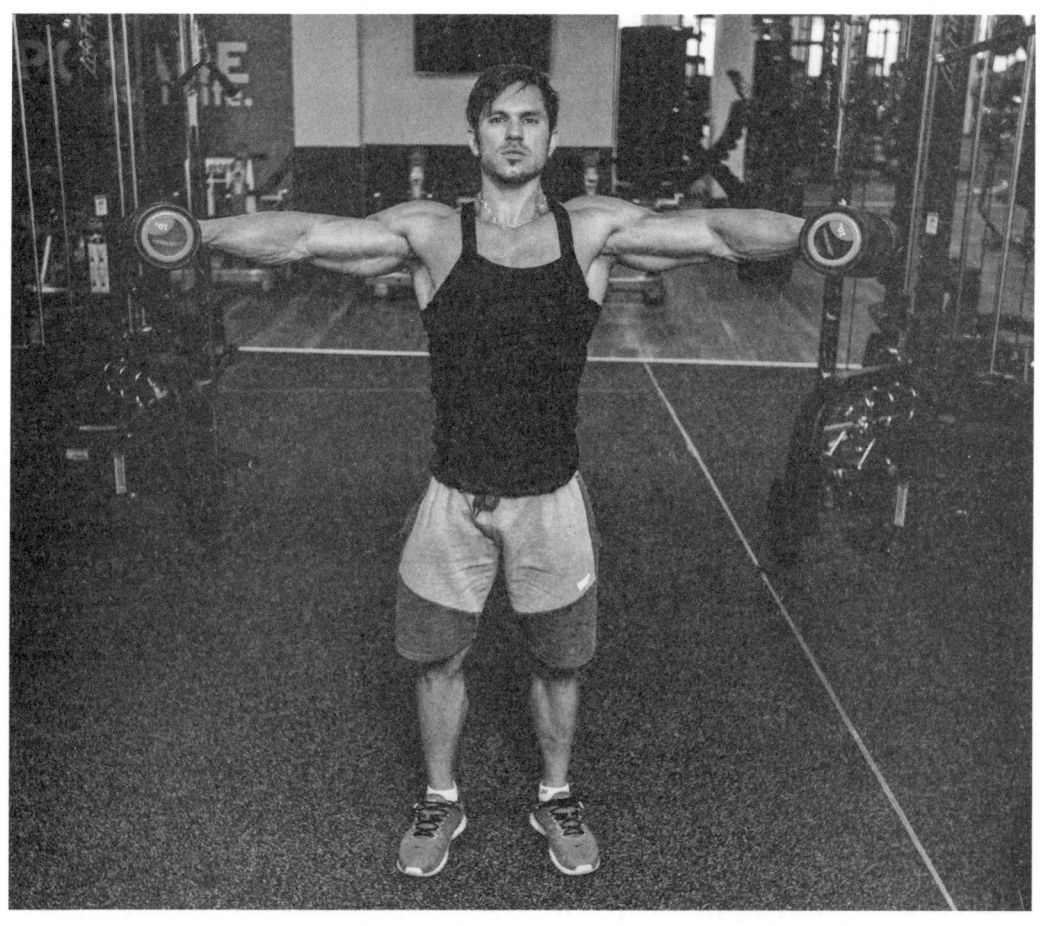

Seitheben vorgebeugt

Haupteinsatzbereich: Schultern // Wiederholungen: 10–15

Ausführung

Im Stand sind die Beine ein wenig angewinkelt, den Oberkörper beugt ihr leicht nach vorn. Der Rücken bleibt dabei gerade, die Brust streckt ihr heraus. Jetzt bewegt ihr die Arme mit den Gewichten seitlich so weit nach oben, bis ihr einen Widerstand spürt. Haltet diese Position kurz und konzentriert euch auf die hintere Schultermuskulatur,

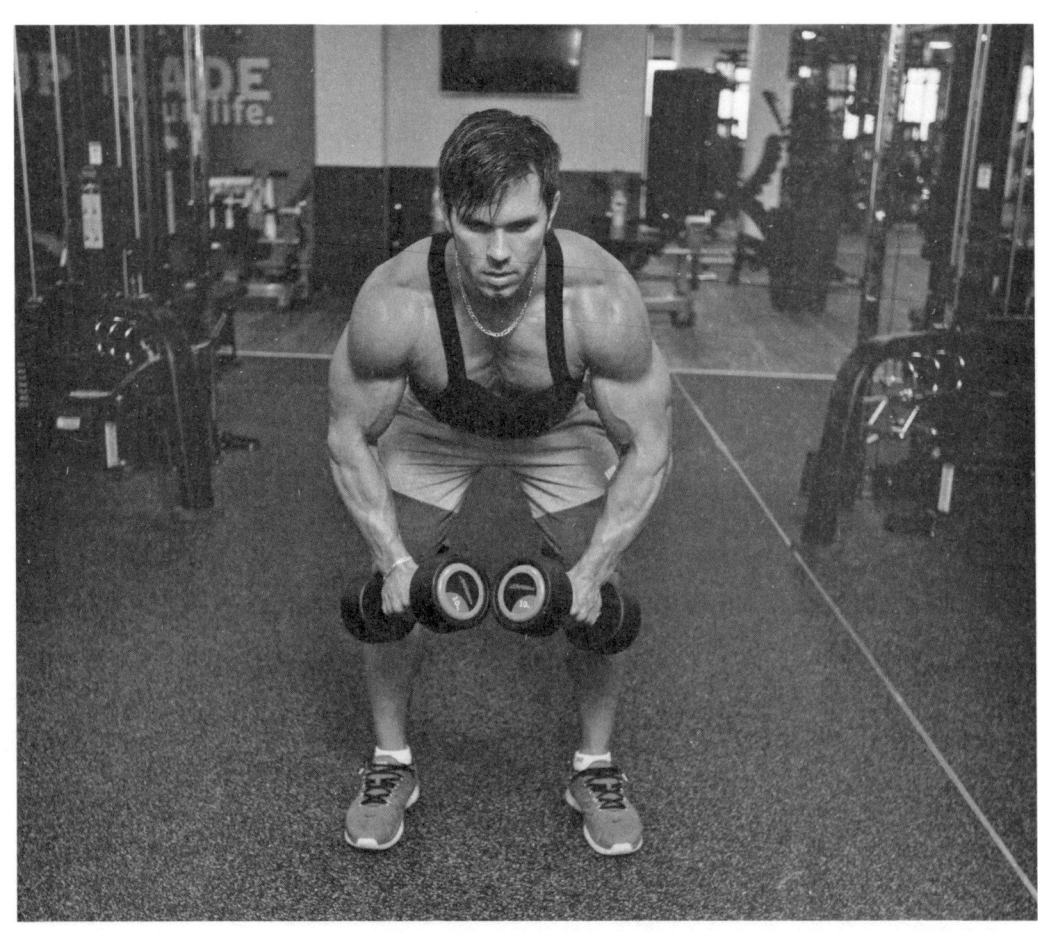

bevor ihr euch langsam wieder zurückbewegt. Für diese Übung könnt ihr ruhig leichtere Gewichte verwenden. Der Fokus liegt auf der hinteren Schulter.

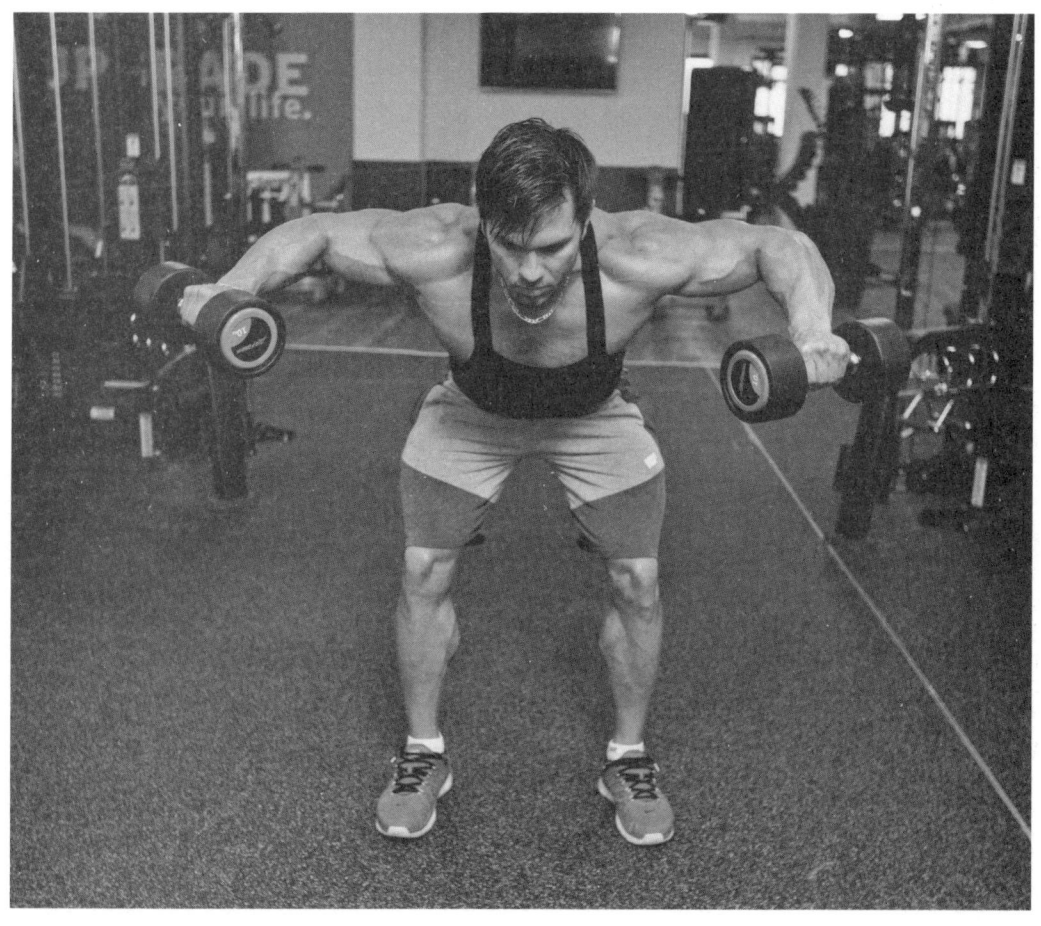

Dips fortgeschritten mit Zusatzgewichten

Haupteinsatzbereich: Trizeps // Wiederholungen: 10+

Ausführung

Begebt euch in den Stütz an den Dips-Holmen. Greift dazu die Barrenholme in neutraler Griffhaltung mit ausgestreckten Armen. Eure Arme sind dabei jedoch nicht komplett durchgestreckt, sondern in den Ellenbogen leicht gebeugt, um das Gelenk zu schonen.

Beginnt nun die Ausführung, indem ihr beim Einatmen den Körper über kontrol-

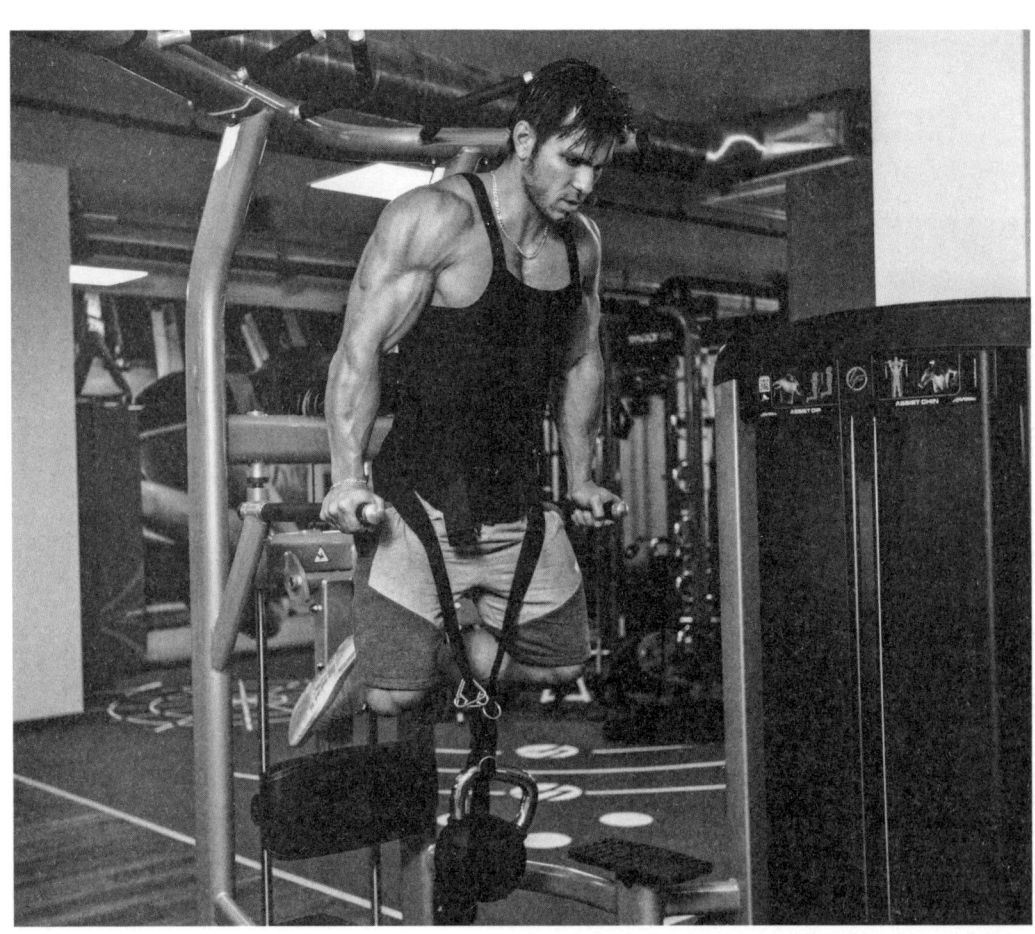

liertes Beugen eurer Arme nach unten senkt. Wenn sich die Oberarme parallel zum Boden befinden – also Unter- und Oberarm einen 90-Grad-Winkel erreicht haben –, atmet ihr aus und drückt euch dabei wieder nach oben in die Ausgangsposition. Vergesst nicht, die Arme leicht gebeugt zu lassen, also nie komplett durchzustrecken.

TIPP

Wenn ihr Schmerzen bei der Ausführung habt, nehmt ihr vielleicht zu viel Gewicht. Es kann aber auch sein, dass ihr mehr auf eure Technik bei der Ausführung achten müsst. Wenn ihr die Technik beherrscht, könnt ihr natürlich auch mit Zusatzgewichten arbeiten.

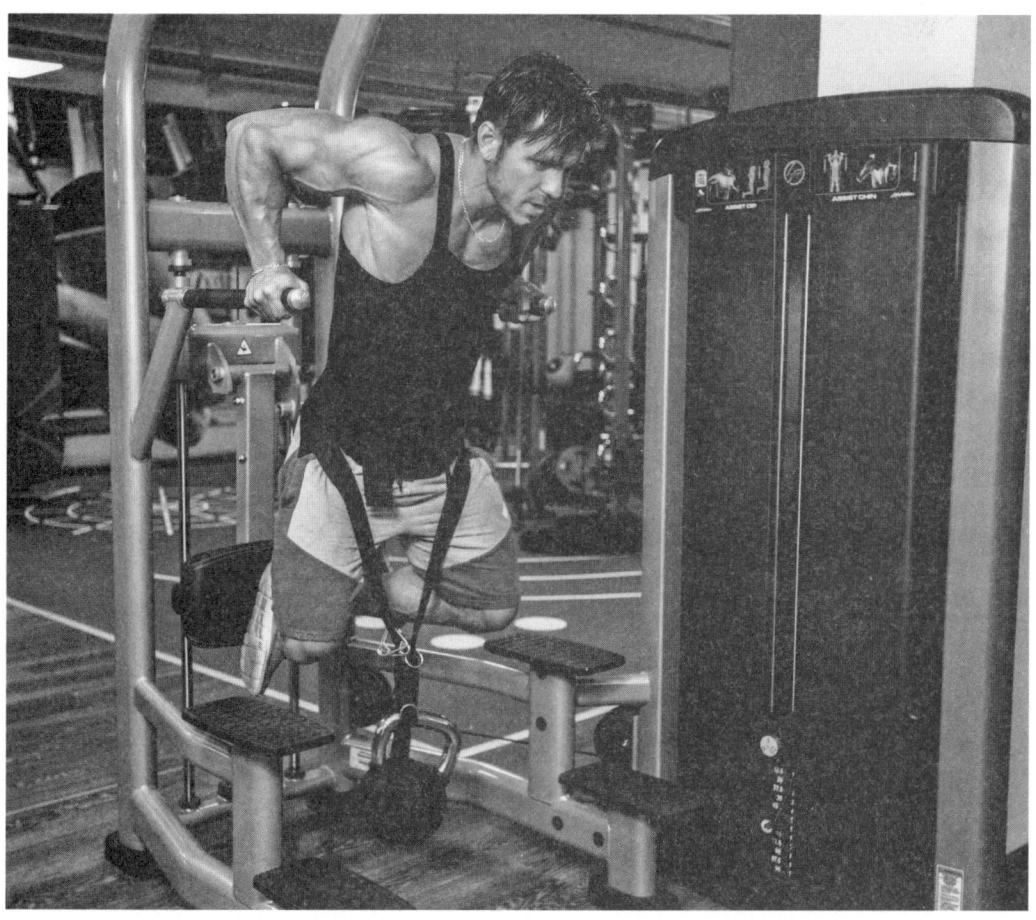

Cable Pushdowns

Haupteinsatzbereich: Trizeps // Wiederholungen: 8–12

Ausführung

Nehmt eine stabile Haltung vor dem Kabelzug ein und geht dabei ganz leicht in die Knie. Zieht die Stange nun von oben nach unten und streckt dabei die Arme komplett durch, um den vollen Bewegungsradius und einen optimalen Reiz zu erhalten. Wichtig ist, dass der Oberarm gerade und ruhig bleibt und nur der Unterarm die Bewegung ausführt. Ihr könnt auch verschiedene Griffe – Ober- und Untergriff – bei dieser

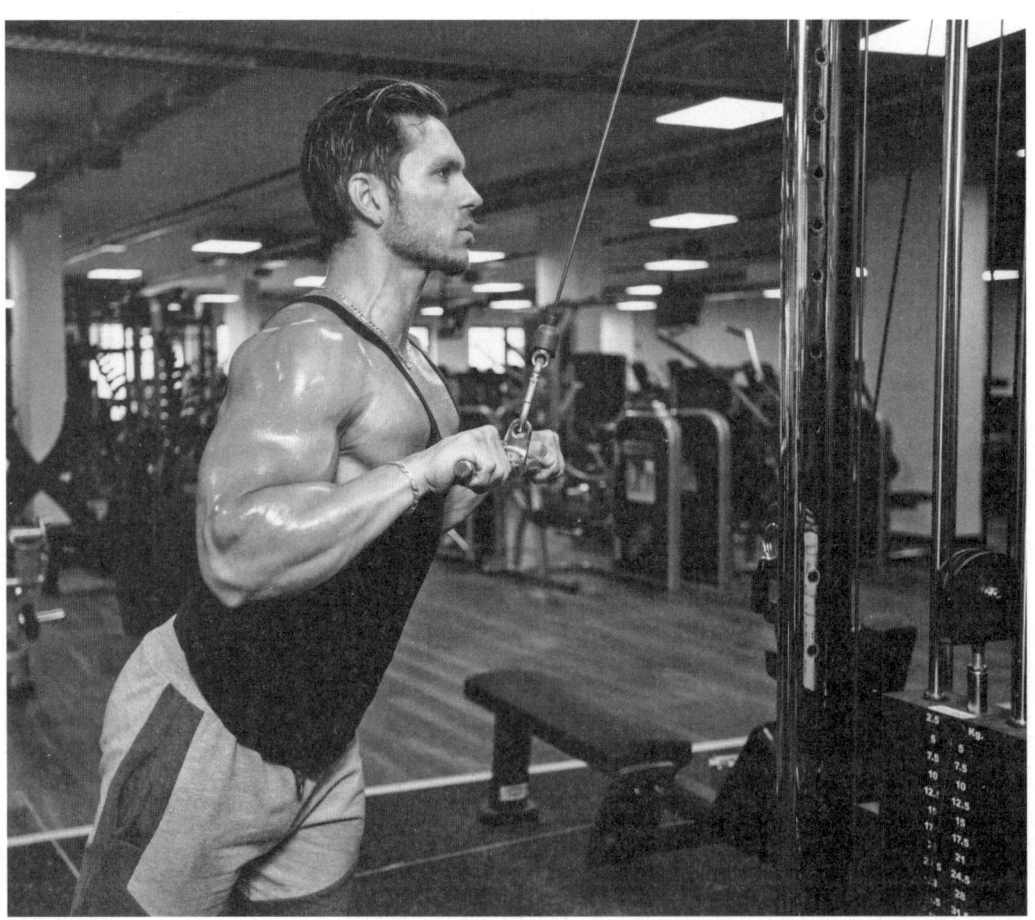

Übung verwenden, wodurch der Trizeps immer anders stimuliert wird. Generell liegt bei dieser Übung der Fokus auf dem äußeren Trizeps.

TIPP

Dass ihr zu viel Gewicht benutzt, merkt ihr dann, wenn es euch nicht mehr möglich ist eure Ellenbogen am Körper zu halten. Durch dieses Ausweichen wird die Zielmuskulatur nicht mehr optimal getroffen, also Achtung!

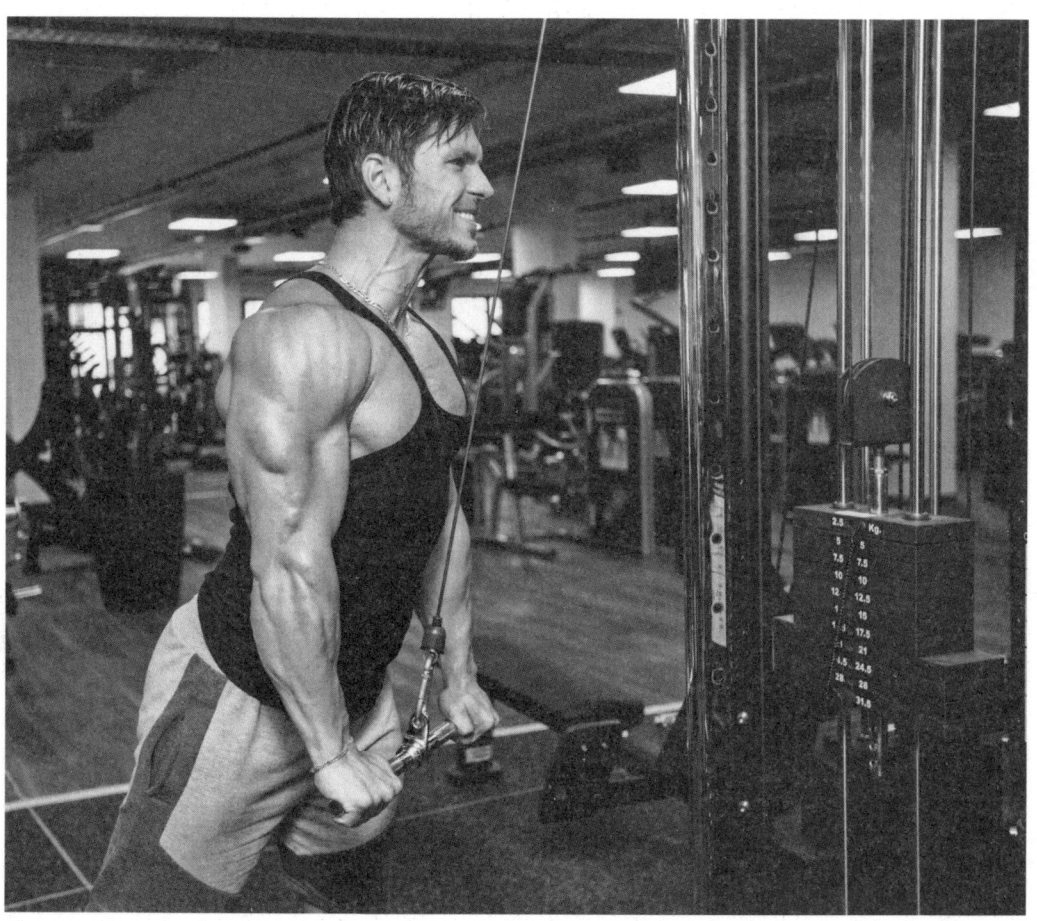

Reverse Cable Pushdowns

Haupteinsatzbereich: Trizeps // Wiederholungen: 10–15

Ausführung

Nehmt wieder eine stabile Haltung vor dem Kabelzug ein – die Knie sind leicht gebeugt – und drückt dann die Stange im Untergriff nach unten. Die Arme werden
durchgestreckt, um euren Bewegungsradius voll auszuschöpfen und euch einen guten Reiz zu verschaffen. Dabei bleibt der Oberarm immer gerade und ruhig, während

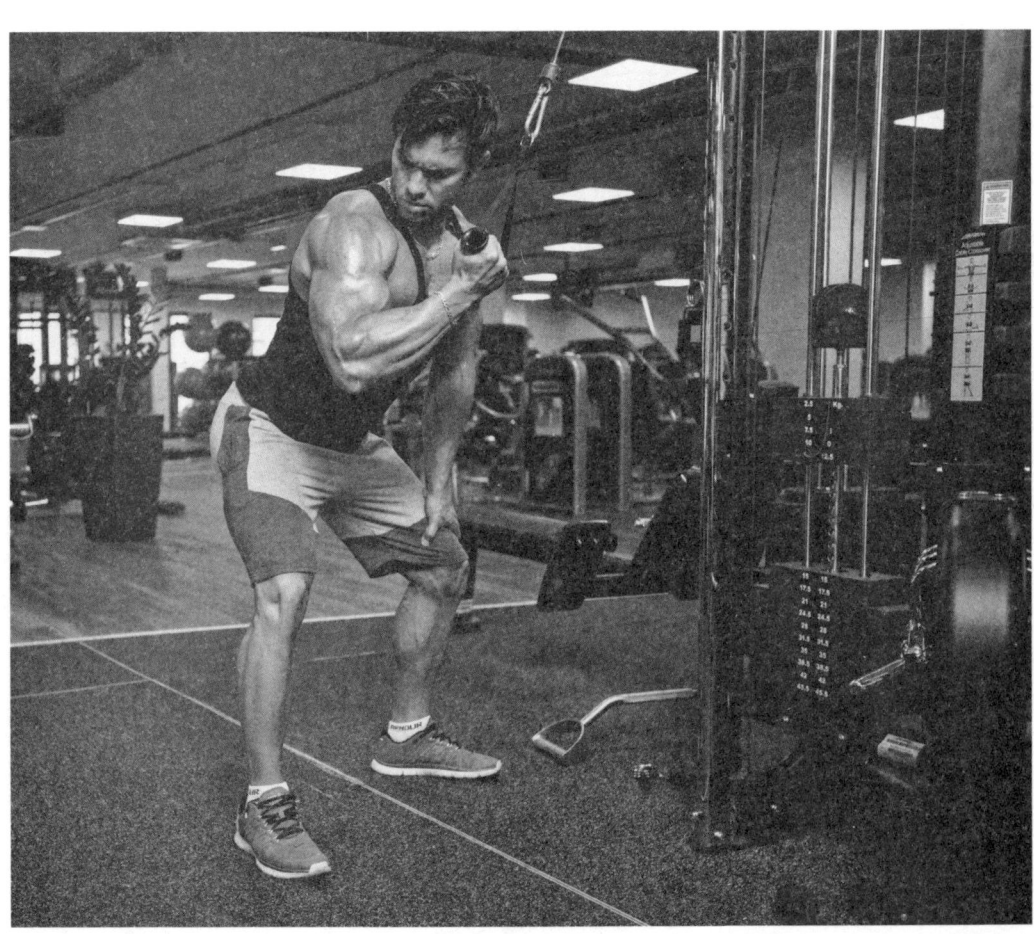

ihr mit dem Unterarm die Bewegung durchführt. Die Übung trainiert vor allem den inneren Trizeps.

Reverse Cable Pushdowns sind außerdem sehr gut geeignet, um euch auf die Zielmuskulatur zu konzentrieren. Generell sind Übungen, die ihr einarmig ausführt, perfekt um die Form und das Muskelgefühl zu optimieren.

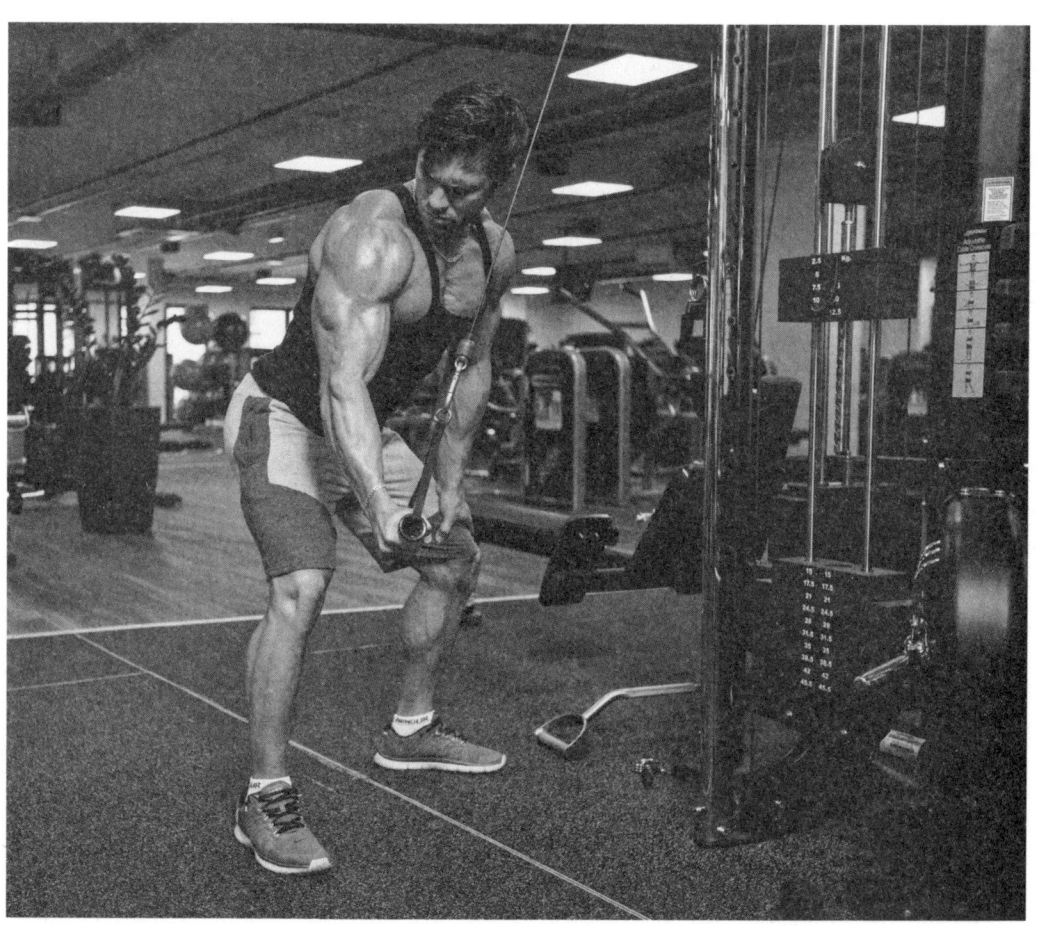

Trizepsdrücken am Seil über Kopf

Haupteinsatzbereich: Trizeps // Wiederholungen: 10–15

Ausführung

Greift das Seil in neutraler Griffhaltung und stellt euch mit dem Rücken zum Kabelzugturm. Macht einen Stemmschritt, neigt den aufrechten Oberkörper nach vorn und richtet eure angewinkelten Arme mit den Ellenbogen ebenfalls vorwärts. Euer unterer Rücken soll zum Schutz der Bandscheiben ein leichtes Hohlkreuz bilden. Jetzt atmet ihr aus und streckt im gleichen Moment die Arme nach vorn aus, ohne

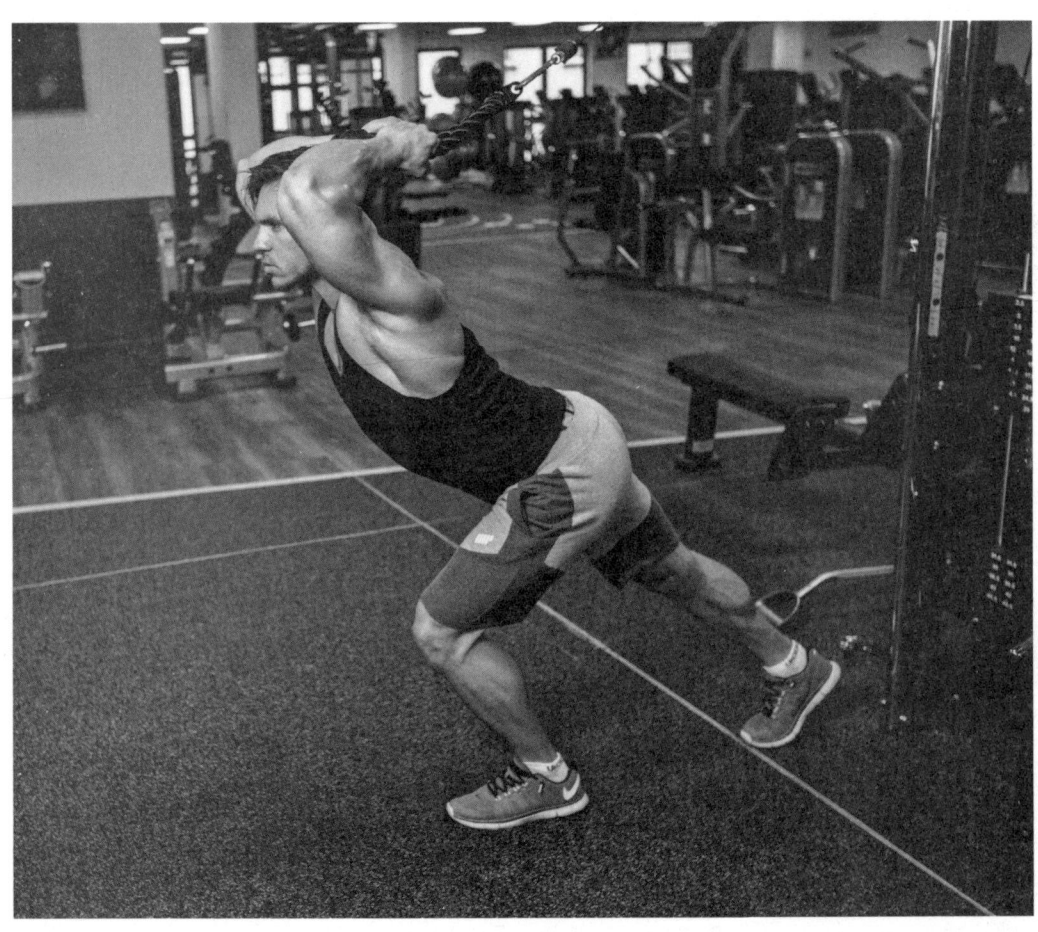

dabei die Position der Ellenbogen – und somit auch der Oberarme – zu verändern. Am Ende der Bewegung dreht ihr die Handgelenke leicht nach außen Richtung Obergriff. Anschließend atmet ihr erneut ein und knickt die Unterarme wieder kontrolliert und behutsam so weit wie möglich nach hinten ab.

TIPP Sobald ihr die Endposition erreicht, könnt ihr die Unterarme leicht nach außen drehen.

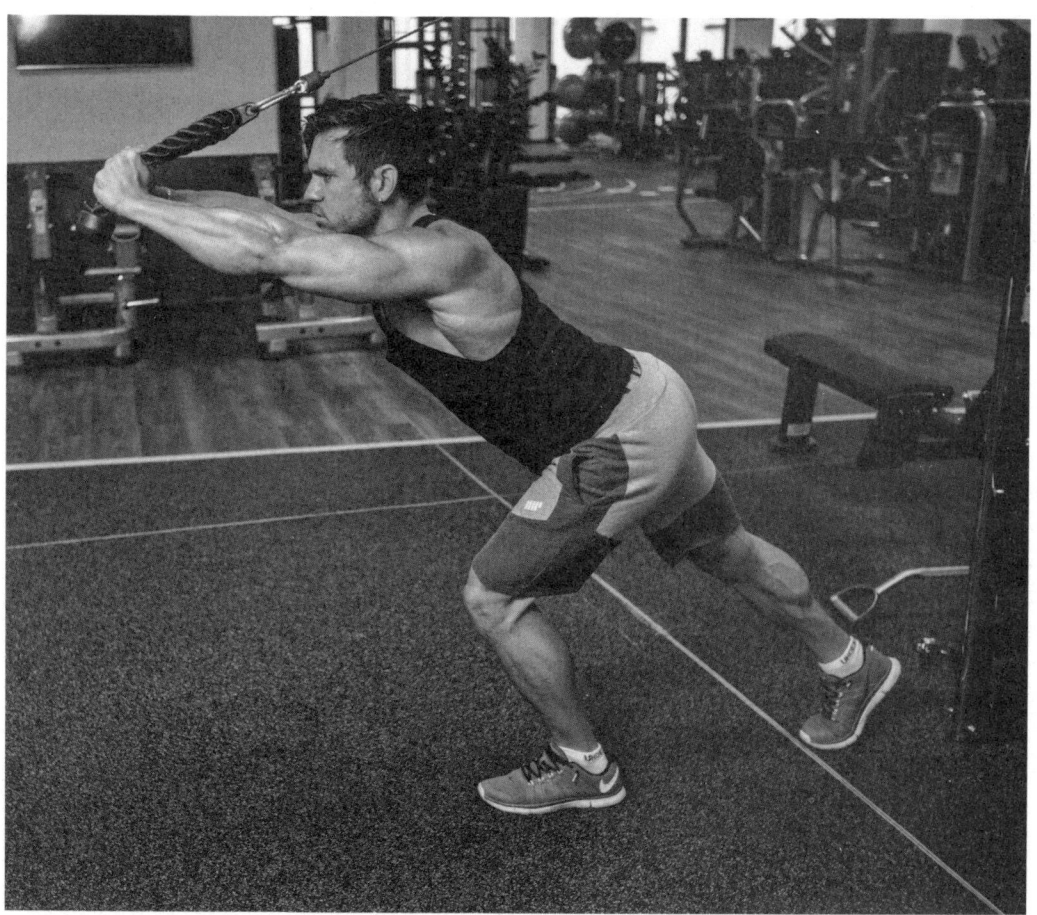

Trainingstag // Pull-Day

Am Pull-Day kommen nun Zugübungen zum Einsatz. Die Muskeln, die ich an diesem Tag beanspruche, liegen vor allem im Rücken und in der hinteren Schulter, doch auch Trapezius (Nackenmuskel oder Kapuzenmuskel) und Bizeps fallen in diese Kategorie. Die Unterarme trainiere ich nicht gesondert, das habe ich noch nie gemacht, da sie bei den meisten Übungen mitstimuliert werden. Ich beanspruche sie jeden Tag und bei jedem Training, wenn ich beispielsweise eine Hantel in die Hand nehme und damit arbeite.

Leider wird der Trapezius viel zu oft vernachlässigt. Ich sollte aber auch fairerweise erwähnen, dass es für ihn nicht besonders viele Übungen gibt. Doch nur weil wir diesen Muskel selbst nicht sehen, ja ihn nicht einmal besonders stark spüren, heißt das noch lange nicht, dass er unwichtig fürs Training wäre. Seht euch einfach die folgenden Übungen für Schulter und Nacken an und baut zwei bis drei davon in euer Pull-Training ein. Nackenziehen sagt mir persönlich nicht besonders zu, da ich die dabei beanspruchten Muskelpartien ohnehin beim Kreuzheben mittrainiere.

Am Pull-Day gelten die gleichen Regeln wie am Push-Day: Nach dem Aufwärmen steht mindestens eine Grundübung auf dem Programm, danach gibt es für mich nur noch Freestyle. Im Pull-Training konzentriere ich mich voll und ganz aufs Kreuzheben (siehe S. 68). Sie ist eine der besten Übungen für Anfänger, aber auch ebenso hilfreich für Fortgeschrittene und Profis. Da ich bei jeder Übung, bei der ich den Rücken trainiere, ganz automatisch auch den Bizeps stimuliere, brauche ich kaum noch extra Bizepsübungen zu machen. Wenn die Grundübung gut ausgeführt wird, explosiv und in mehreren Sätzen, füge ich nur noch ein bis zwei Isolationsübungen für den Bizeps hinzu, und das war's! Das vereinfacht mein Training ungemein, da ich innerhalb einer sehr kurzen Zeitspanne enorm viel Energie investiere – punktuell und effektiv.

Für alle Zugübungen gilt: Passt bitte auf

euren Rücken auf und haltet ihn stabil. Macht ja keinen Katzenbuckel! Den
Bauch solltet ihr bei allen Übungen gut
anspannen, bei einigen auch den Po.
Für alle Zugübungen gilt: Passt immer auf, euch nicht zu verletzen!
Die Grundübungen, die ihr an diesem
Trainingstag ausführt, steigern übrigens enorm eure Griffkraft. Das soll aber
nicht heißen, dass ihr kein unterstüt-
zendes Equipment benutzen dürft. Sobald ihr über einen längeren Zeitraum
trainiert und bereits erste Erfolge in
Sachen Kraftsteigerung bemerkt, kann
es sein, dass ihr an folgenden Punkt gelangt: obwohl eure Rückenmuskulatur
noch Stimulation verkraftet, machen
eure Hände schlapp. Hier empfehle ich
euch Zughilfen! Besonders bei Ruder-
übungen seid ihr nicht zu stark von der
Griffkraft abhängig, die ihr ja vielleicht
schon beim Kreuzheben zuvor stark
strapaziert habt.

Kreuzheben

Grundübung

Haupteinsatzbereich: Rücken // Wiederholungen: 6–12

Ausführung

Stellt euch mit schulterbreit geöffneten Beinen vor die Langhantel und geht dann in die Hocke. Greift die Langhantel nun ebenfalls schulterbreit und richtet euch auf, wobei ihr die Langhantel möglichst nah am Körper entlangführt. Der Rücken muss bei dieser Übung immer gerade bleiben! Eure Arme sind ausgestreckt, sie werden nie

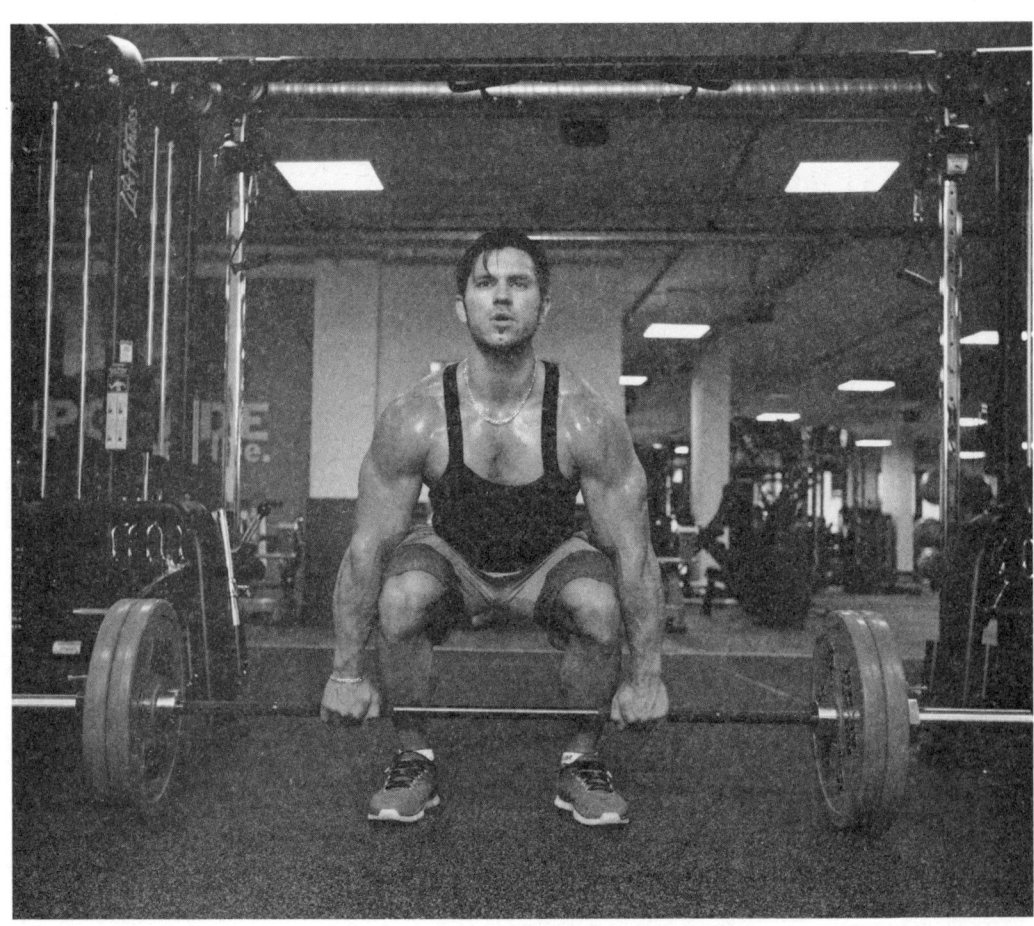

angewinkelt. Wichtig ist, dass Hüfte und Oberkörper gleichzeitig nach oben gehen. Ihr behaltet die ganze Zeit über die Bauchspannung bei und streckt die Brust heraus.

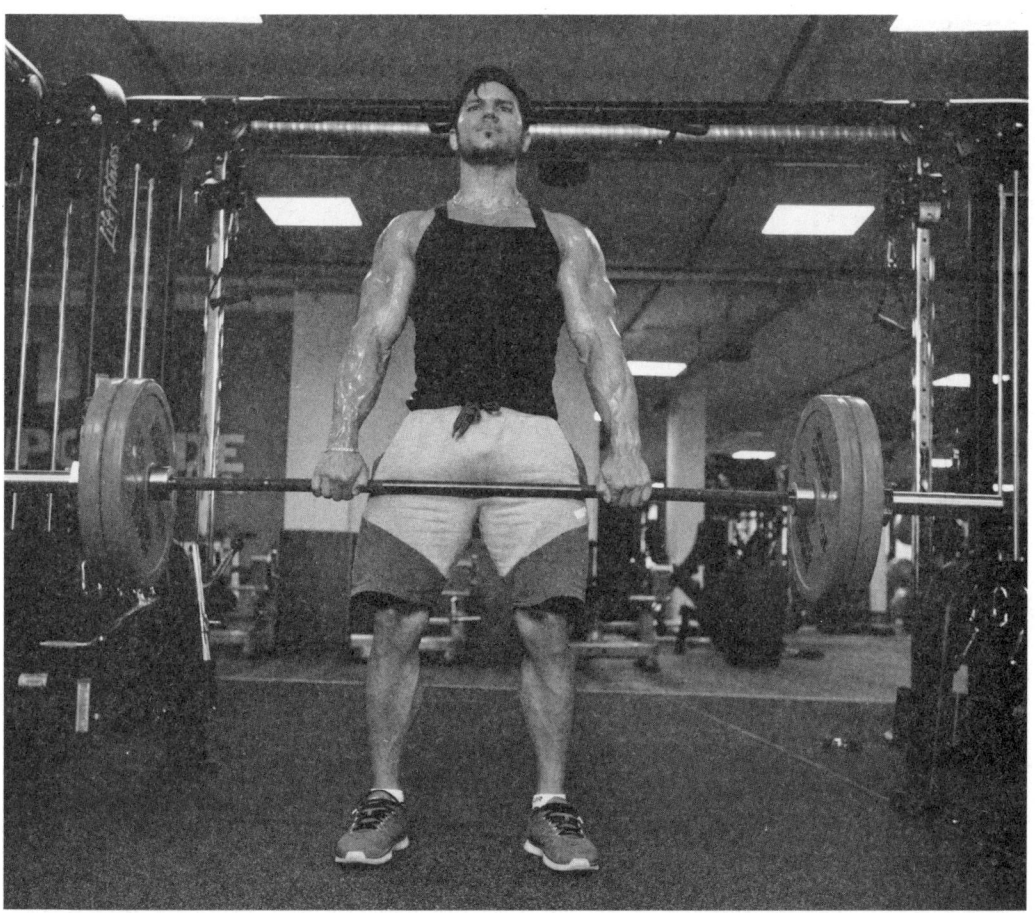

Klimmzüge im Obergriff

Haupteinsatzbereich: Latissimus und Bizeps // Wiederholungen: 10+ (Minimum)

Ausführung

Ihr greift die Klimmzugstange im Obergriff und spannt Bauch und Po dabei fest an. Zieht euch nun bis etwa auf Kinnhöhe nach oben. Achtet vor allem darauf, dass ihr nicht zu viel mit den Armen bzw. dem Bizeps zieht. Den Fokus eurer Konzentration lenkt ihr auf den Latissimus (breiter Rückenmuskel). Durch diese Übung bekommt ihr mit der Zeit einen breiteren Rücken.

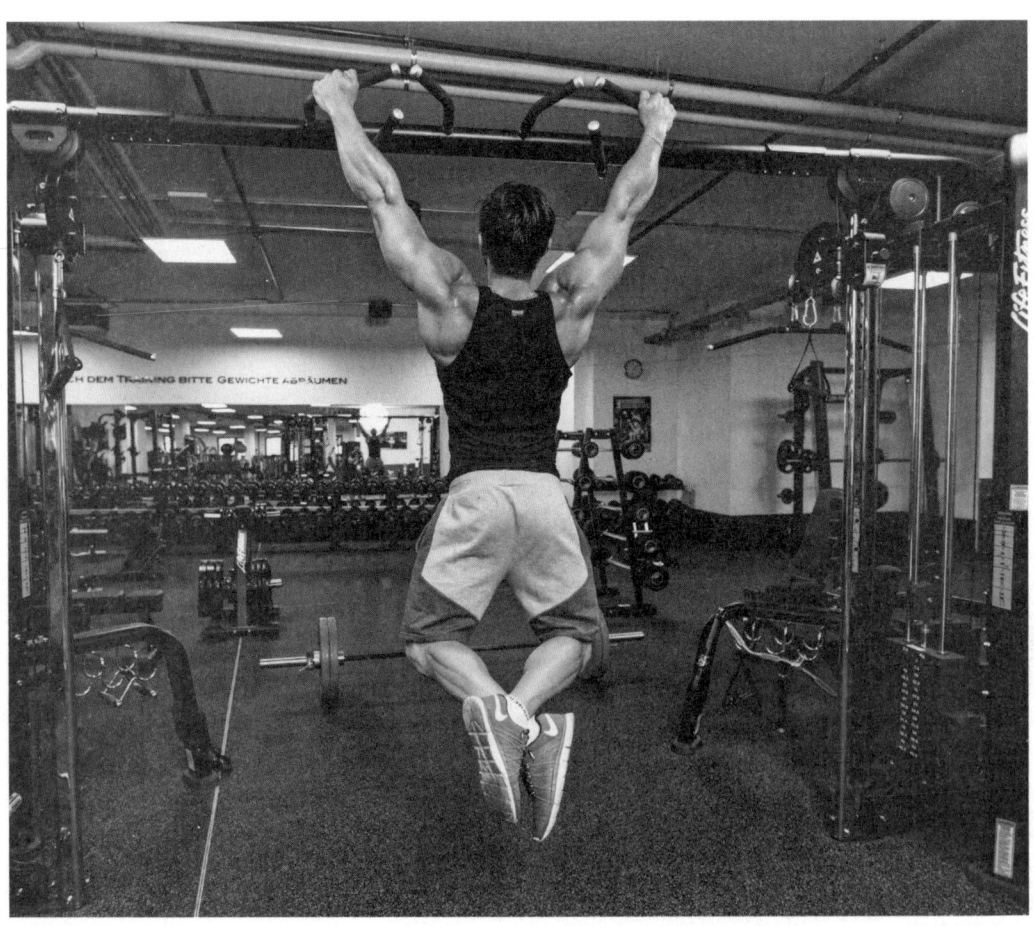

TIPP

Versucht vor Beginn der Bewegungsausführung eure Ellenbogen nach innen zu rotieren. Dadurch sorgt ihr für eine gewisse Grundspannung im Latissimus, was euch einerseits dabei hilft, die Zielmuskulatur anzusprechen, andererseits aber auch eine stabilere Ausgangsposition bewirkt.

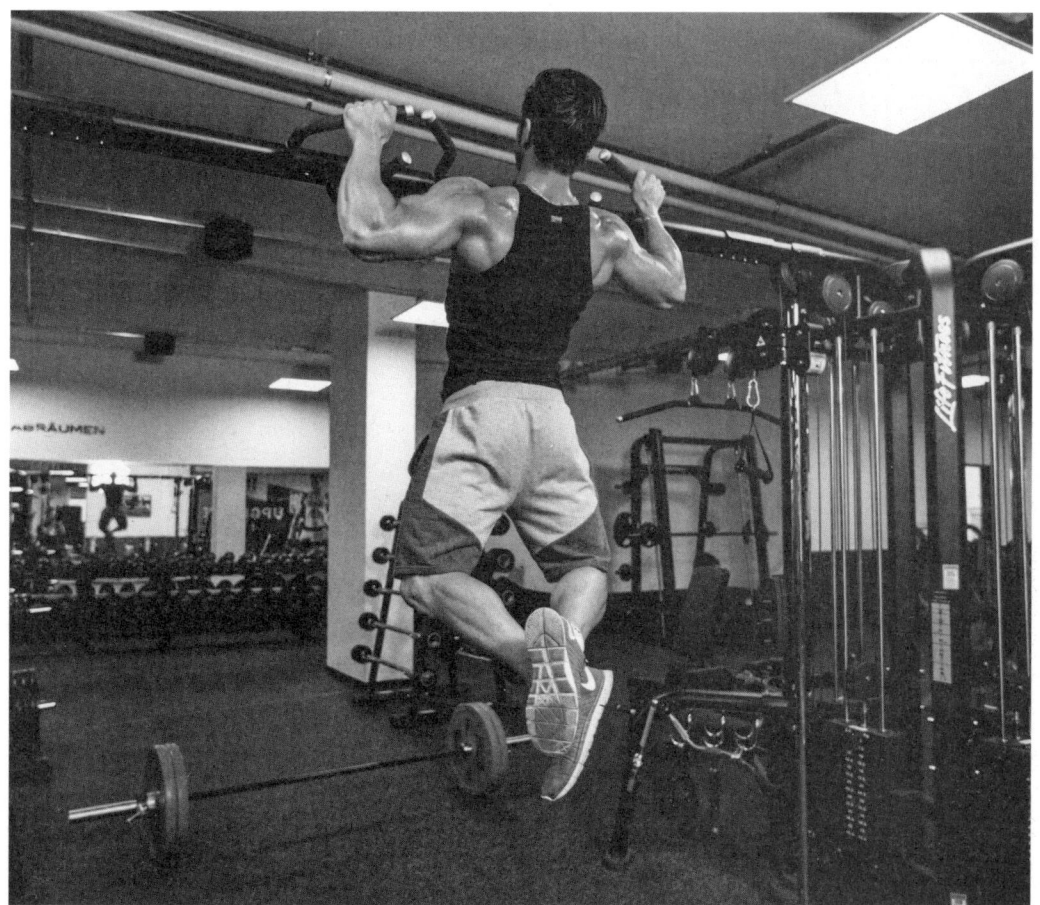

Klimmzüge mit engem Untergriff

Haupteinsatzbereich: Latissimus und Bizeps // Wiederholungen: 10+ (Minimum)

Ausführung

Ihr greift die Klimmzugstange im engen Untergriff und spannt Bauch und Po fest an. Zieht euch nun bis etwa auf Kinnhöhe nach oben und konzentriert euch dabei auf den Latissimus. Arbeitet beim Hochziehen nicht zu viel mit Armen und Bizeps. Die Übung ist sehr hilfreich, um eine bessere Rückentiefe zu erlangen.

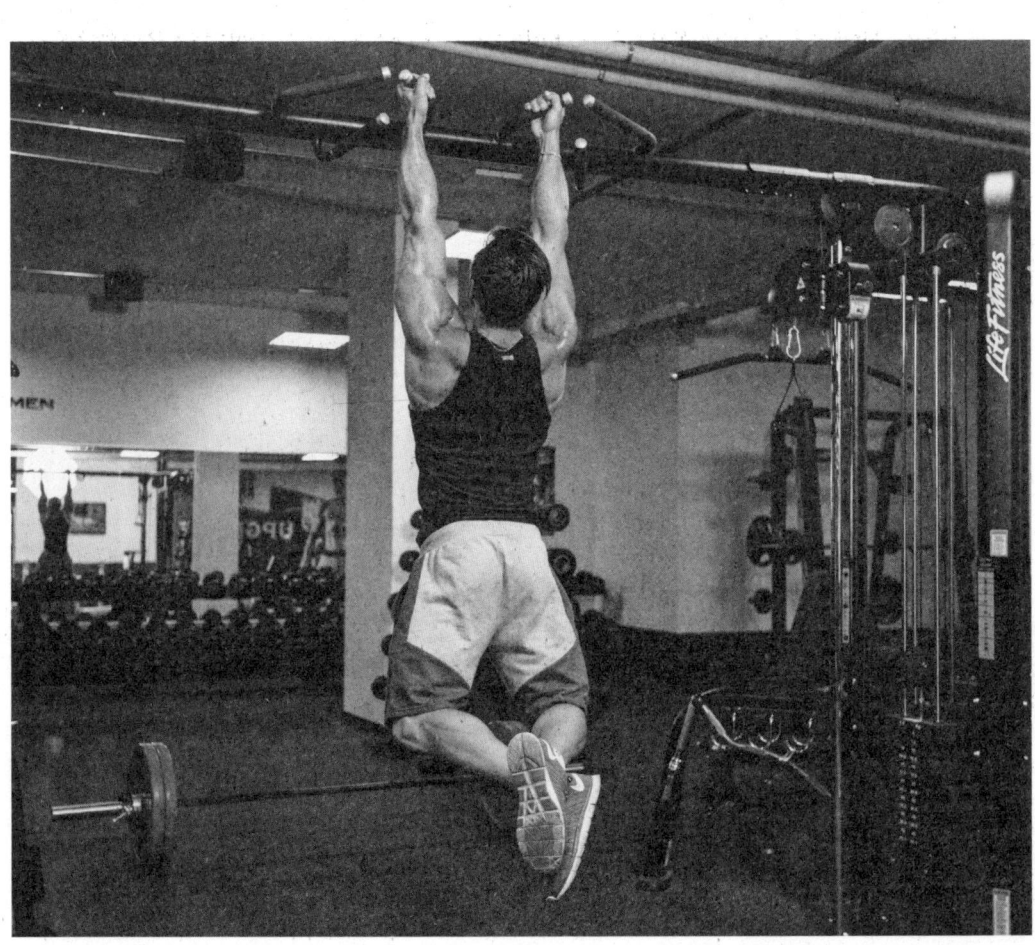

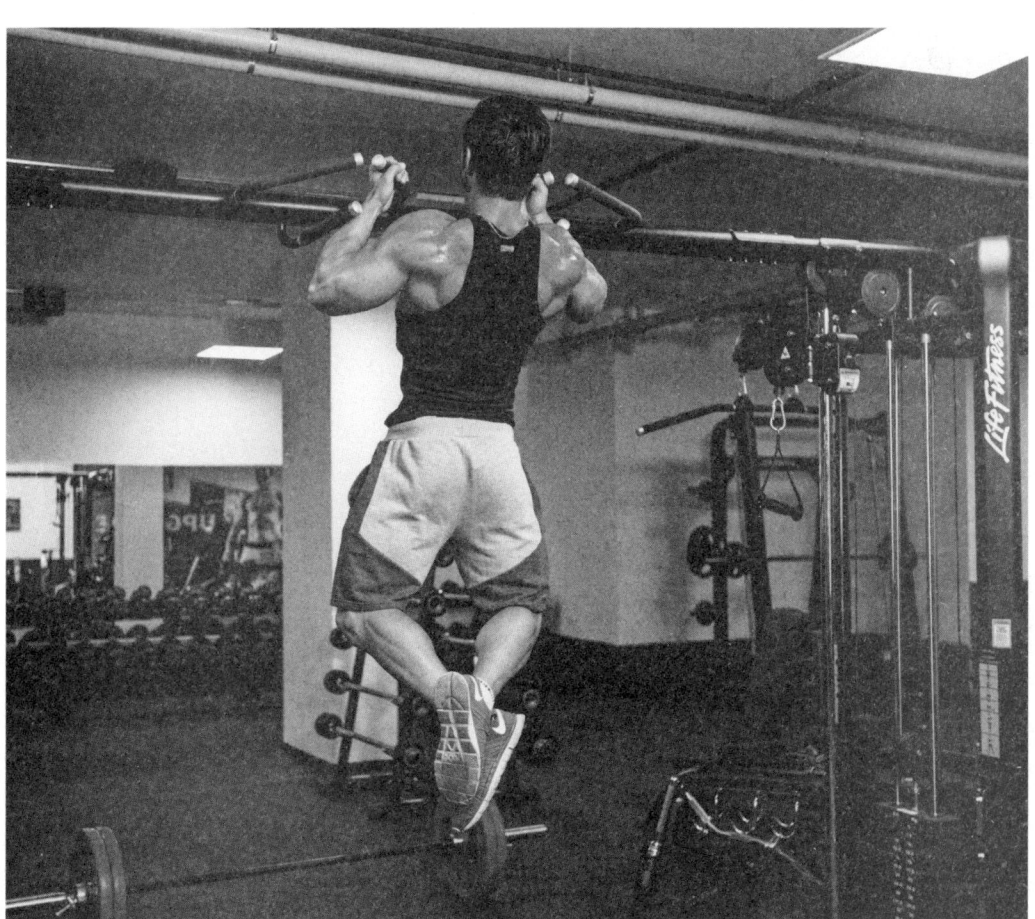

Latzug vertikal/Latzug am Kabel von oben

Haupteinsatzbereich: Latissimus und Bizeps // Wiederholungen: 8–15

Ausführung
Setzt euch auf die Bank der Latzugmaschine und achtet darauf, dass ihr einen festen Halt habt, d. h. dass beide Füße auf dem Boden aufgestellt sind und die Klemme für die Beine eng gemacht ist. Greift die Stange im breiten Griff und spannt die Bauchmuskeln an, der Körper bleibt stabil. Neigt nun den Oberkörper leicht nach hinten und streckt die Brust heraus, den Fokus richtet ihr auf den Latissimus. Zieht die Stan-

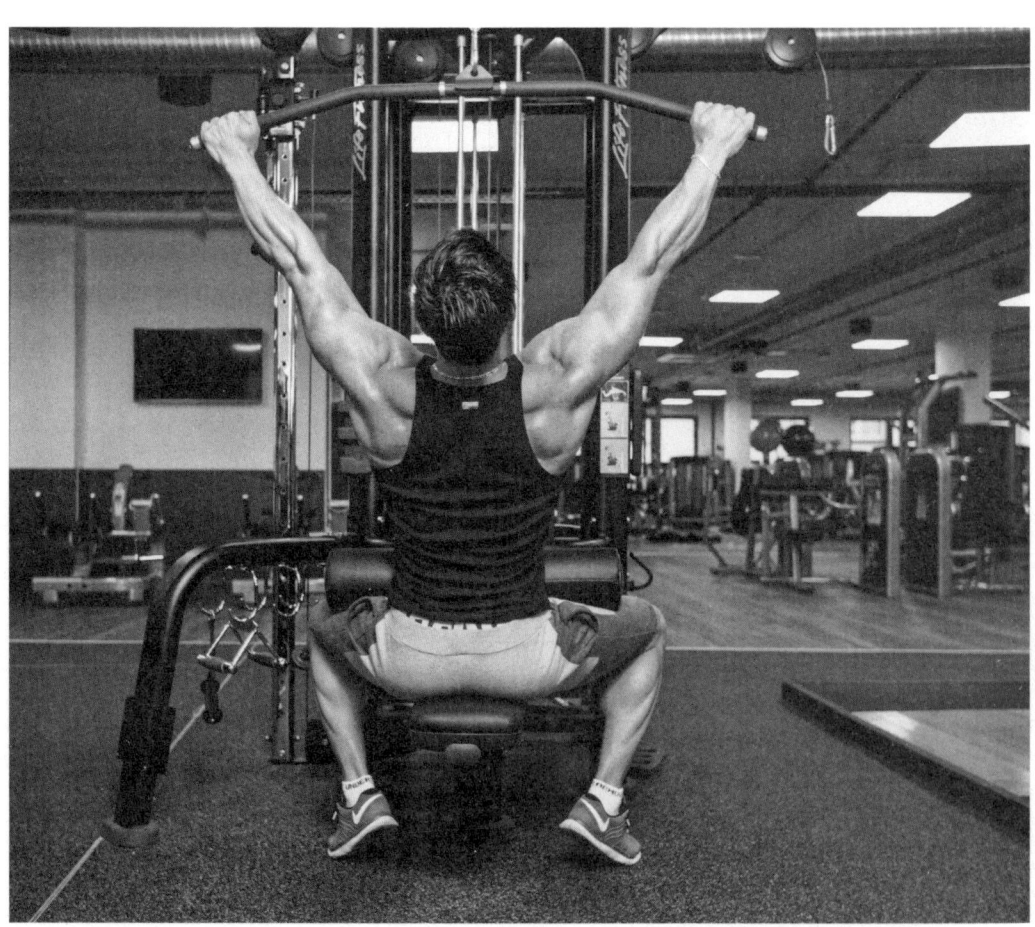

ge bis zum oberen Bereich der Brust und führt sie dann wieder kontrolliert zurück, wobei ihr die Arme komplett ausstreckt. Wichtig bei dieser Übung ist, dass ihr nicht zu viel mit Armen und Bizeps zieht.

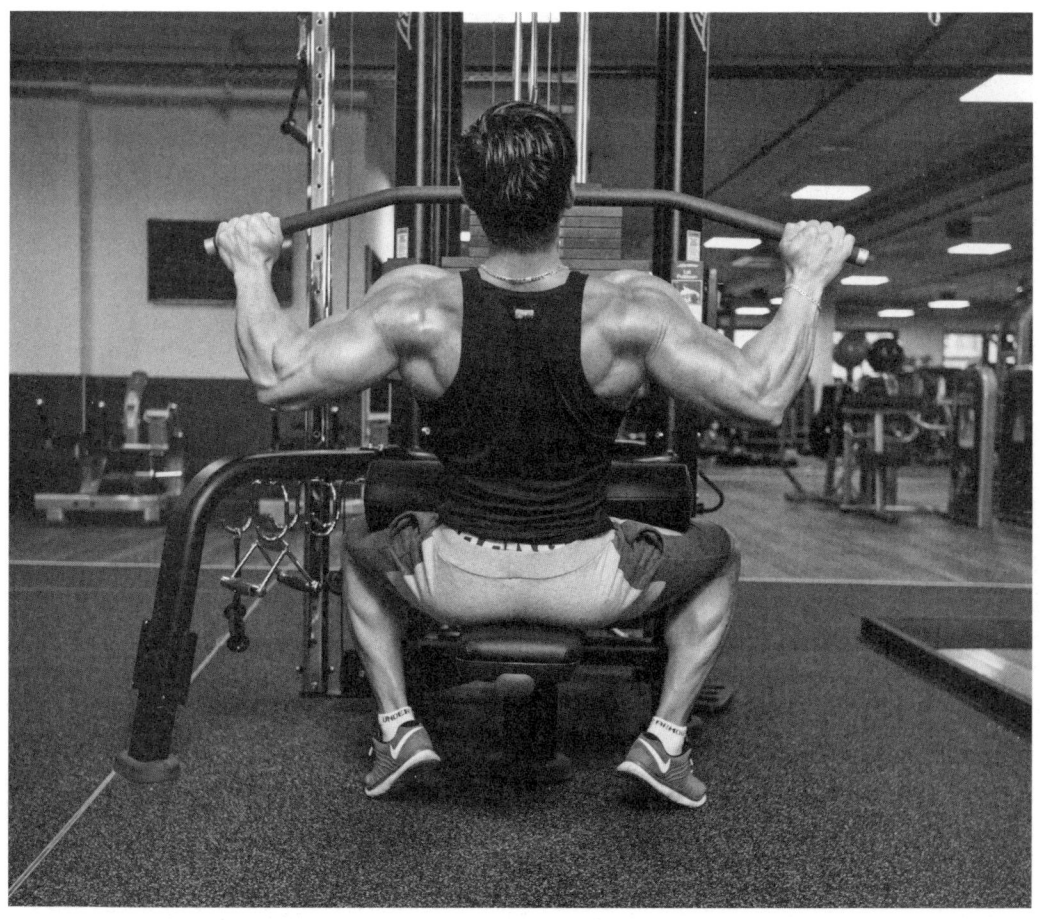

Latzug mit engem Griff

Haupteinsatzbereich: Latissimus, sowie teils hintere Schulter und Bizeps //
Wiederholungen: 8–15

Ausführung

Setzt euch auf die Bank der Latzugmaschine. Bei dieser Übung ist ein stabiler Halt
sehr wichtig; stützt die Beine deshalb fest auf den Boden und macht die Klemme
richtig eng. Der Körper bleibt stabil. Spannt nun eure Bauchmuskeln an und neigt
den Oberkörper etwas nach hinten; die Brust drückt ihr heraus. Konzentriert euch vor

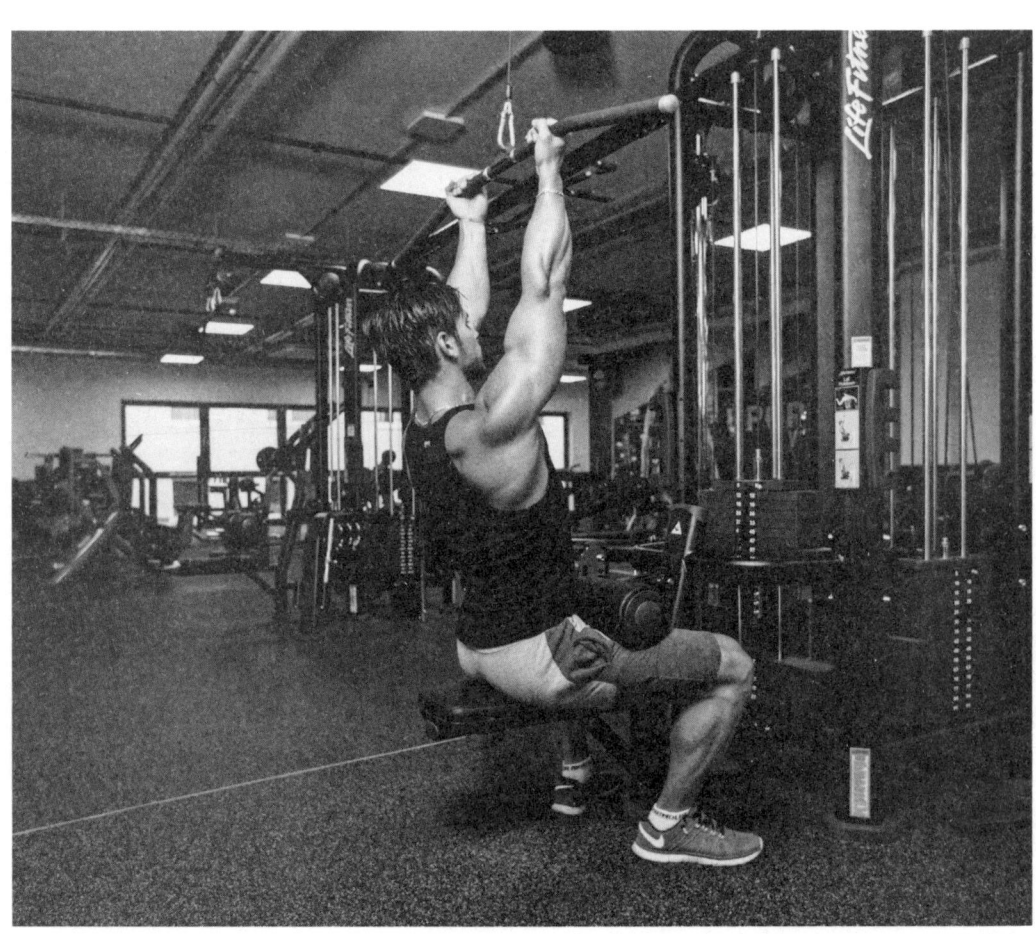

allem auf den Latissimus! Zieht die Stange im engen Griff jetzt zum oberen Bereich der Brust, bevor ihr sie wieder kontrolliert zurückführt. Streckt dabei die Arme komplett aus und arbeitet nicht zu stark mit Armen und Bizeps. Die Übung sorgt generell für mehr Tiefe in eurem Rücken.

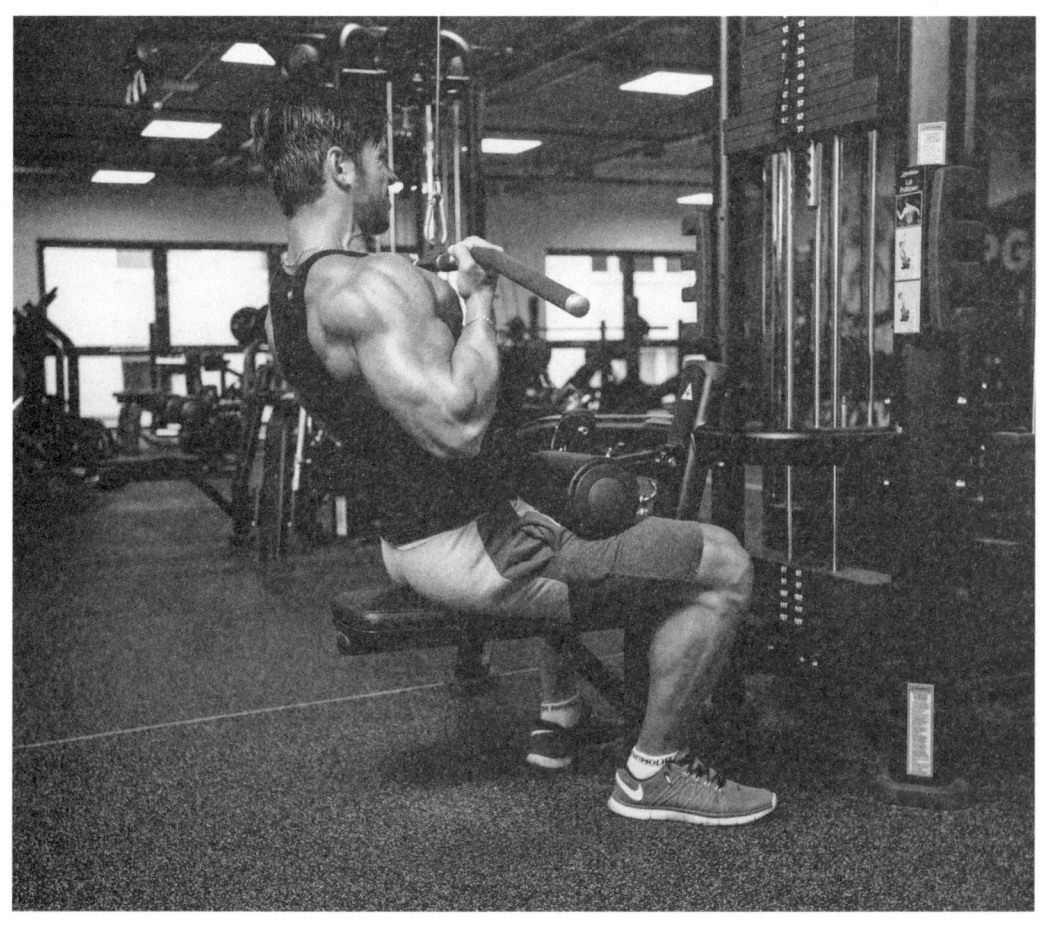

Rudern vorgebeugt mit Langhantel

Haupteinsatzbereich: Latissimus, hintere Schulter, Trapezius und Bizeps //
Wiederholungen: 8–15

Ausführung

Nehmt einen etwa schulterbreiten Stand und eine stabile Haltung ein. Achtet darauf, dass der Rücken bei dieser Übung immer gerade bleibt! Den Oberkörper habt ihr vorgebeugt, wobei der Winkel frei wählbar ist – ich persönlich würde eine Neigung

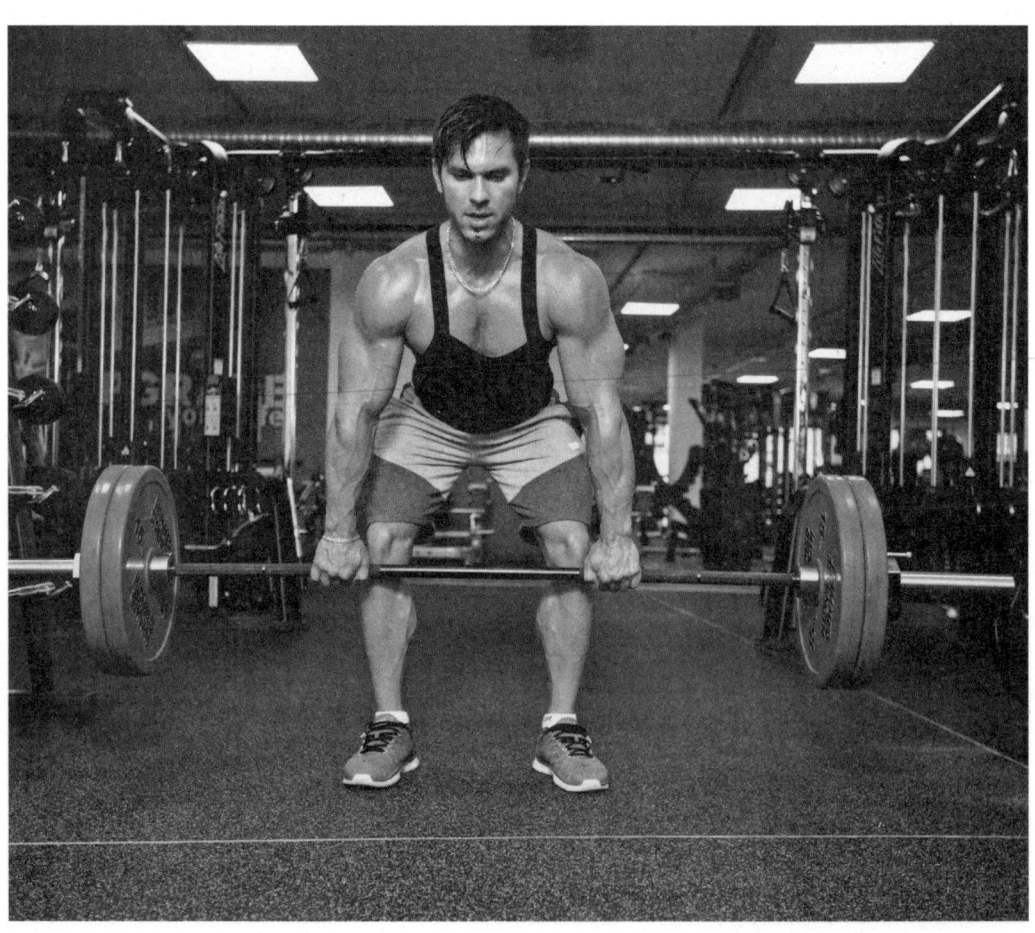

von rund 45 Grad empfehlen. Streckt nun die Arme aus, um die Stange kontrolliert nach oben zu ziehen und anschließend kontrolliert wieder zurückzuführen.

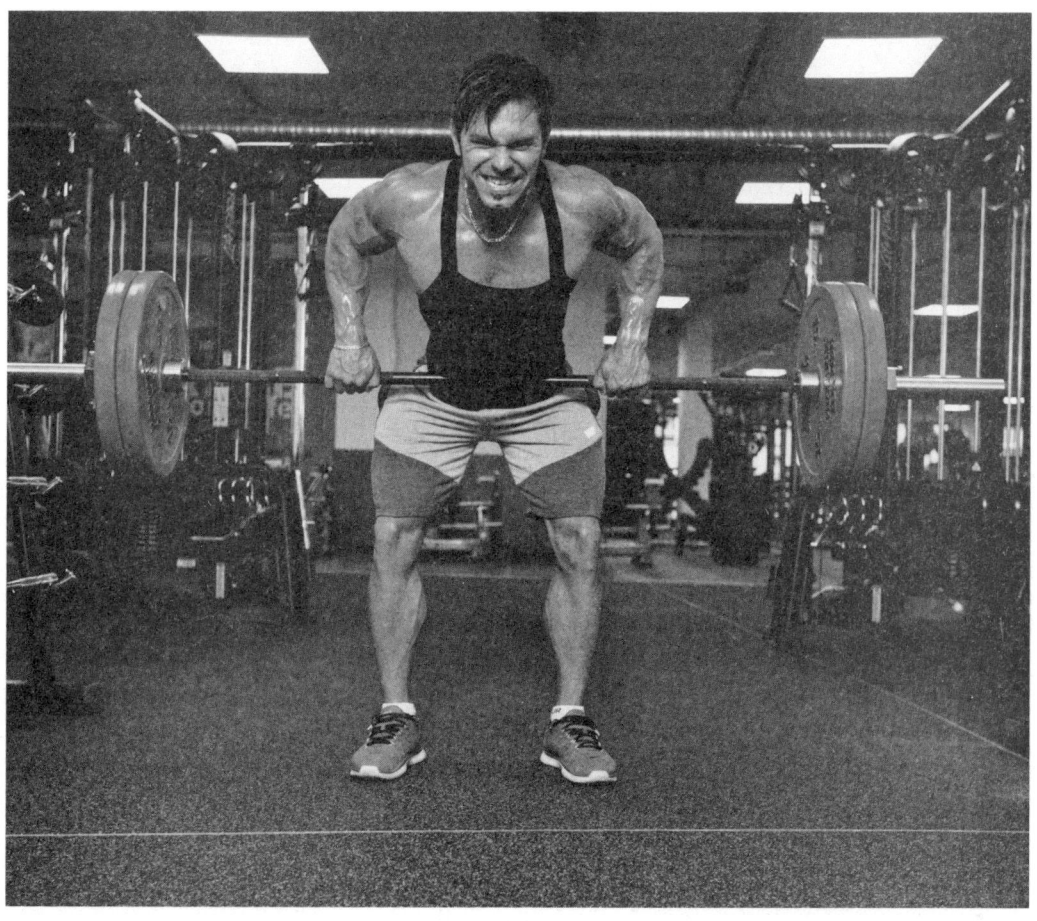

Kabelziehen einarmig am Seilzug

Haupteinsatzbereich: Latissimus und Bizeps // Wiederholungen: 12–20

Ausführung

Geht leicht in die Knie und beugt den Oberkörper nach vorn. Achtet auf einen stabilen Stand und darauf, dass der Rücken während der Übung gerade bleibt. Greift nun den Seilzug mit einer Hand, streckt den Arm durch und zieht die Schulter nach vorn; ihr werdet deutlich merken, wie auch der Latissimus gestreckt wird. Lenkt euren geis-

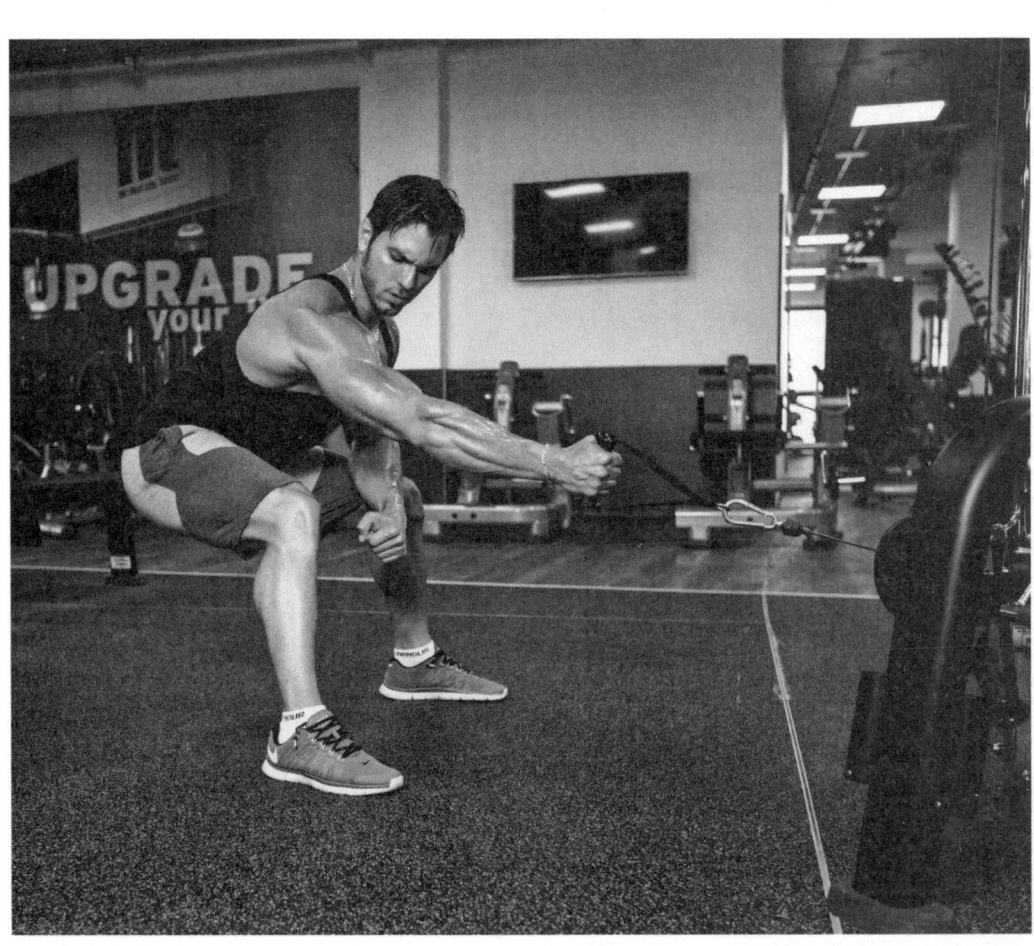

tigen Fokus darauf! Anschließend zieht ihr den Oberarm zum Latissimus hin. Mit der anderen Hand könnt ihr euch währenddessen ein wenig abstützen.

TIPP
Beginnt am Anfang vielleicht mit weniger Gewicht, damit ihr erst einmal die Technik kennenlernt, bevor ihr dann richtig durchstartet. Das »Kabelziehen einarmig am Seilzug« spürt man übrigens auch sehr gut als letzte Übung einer Einheit.

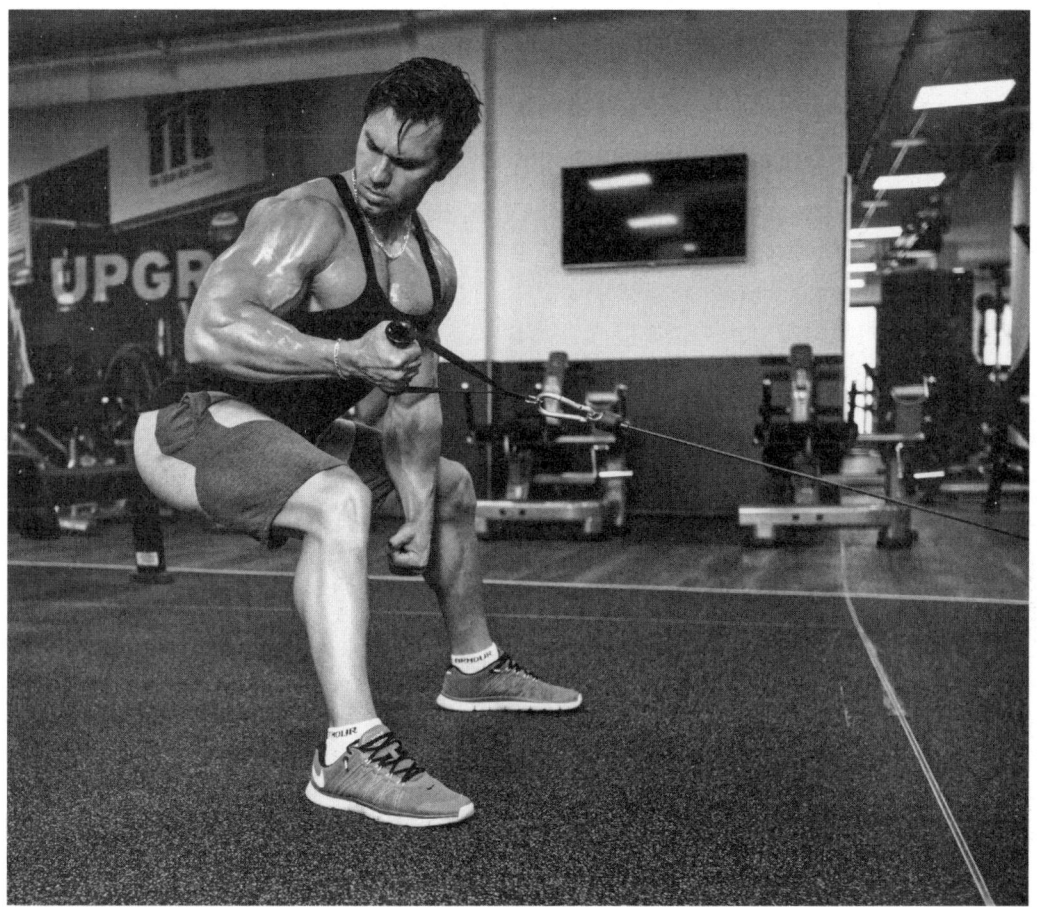

Rudern am Kabelzug

Haupteinsatzbereich: Latissimus und Bizeps // Wiederholungen: 8–15

Ausführung
Setzt euch auf die Bank der Kabelzugmaschine, haltet den Rücken gerade und winkelt die Beine ein wenig an. Beugt nun den Oberkörper leicht nach hinten und bleibt dabei stabil. Die Arme sind fast durchgestreckt, ihr zieht sie nun zum Körper hin.

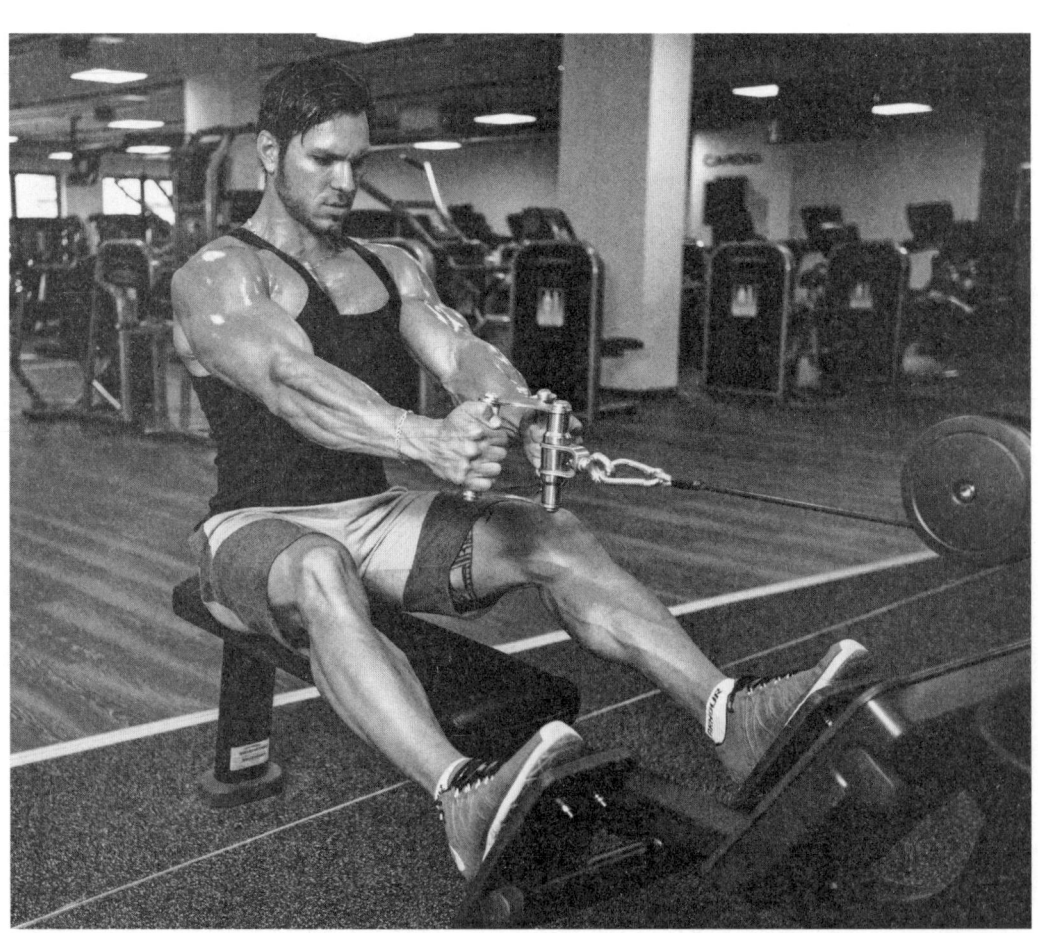

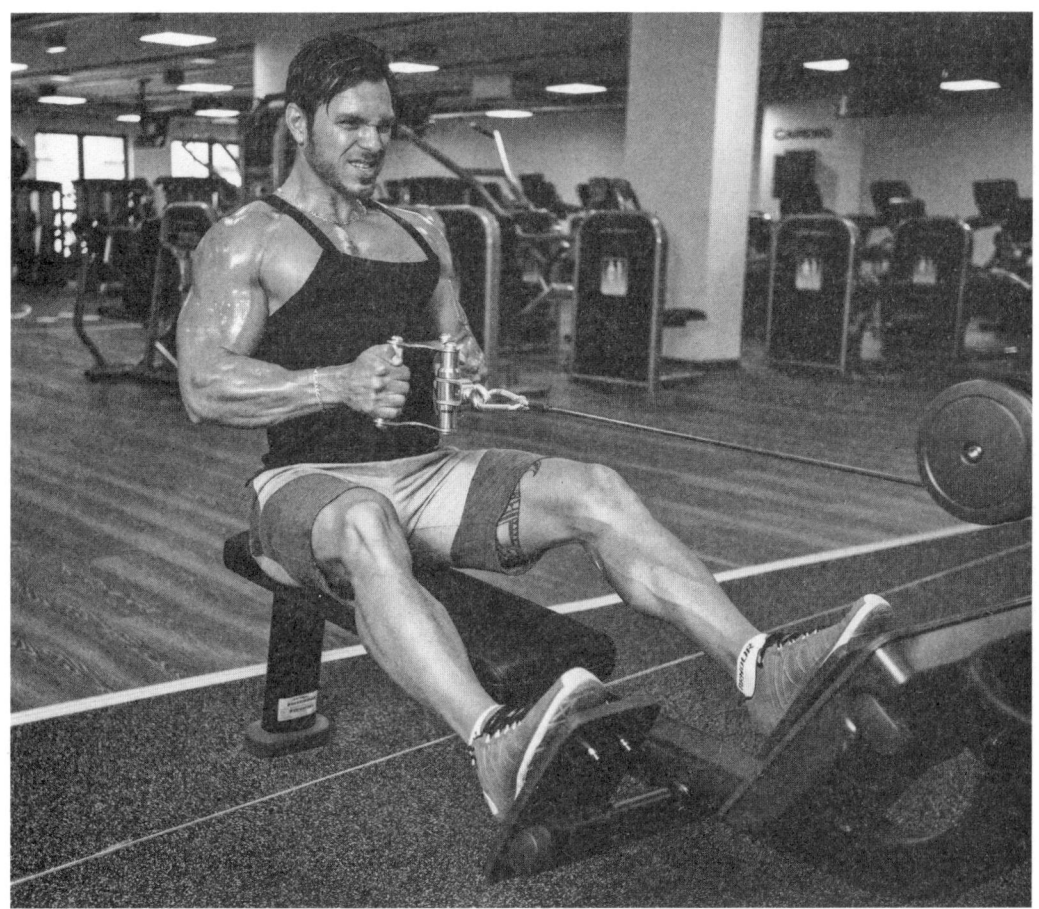

Langhantel-Curls

Haupteinsatzbereich: Bizeps // Wiederholungen: 6–12

Ausführung
Ihr steht aufrecht mit etwa schulterbreit geöffneten Beinen. Greift die Langhantel im Untergriff und achtet bei der gesamten Übung darauf, dass Rücken und Oberkörper gerade bleiben. Die Arme haltet ihr nah am Körper, sie sind nicht komplett durchgestreckt. Zieht nun die Unterarme so weit wie möglich nach oben und führt die Langhantel anschließend kontrolliert wieder zurück.

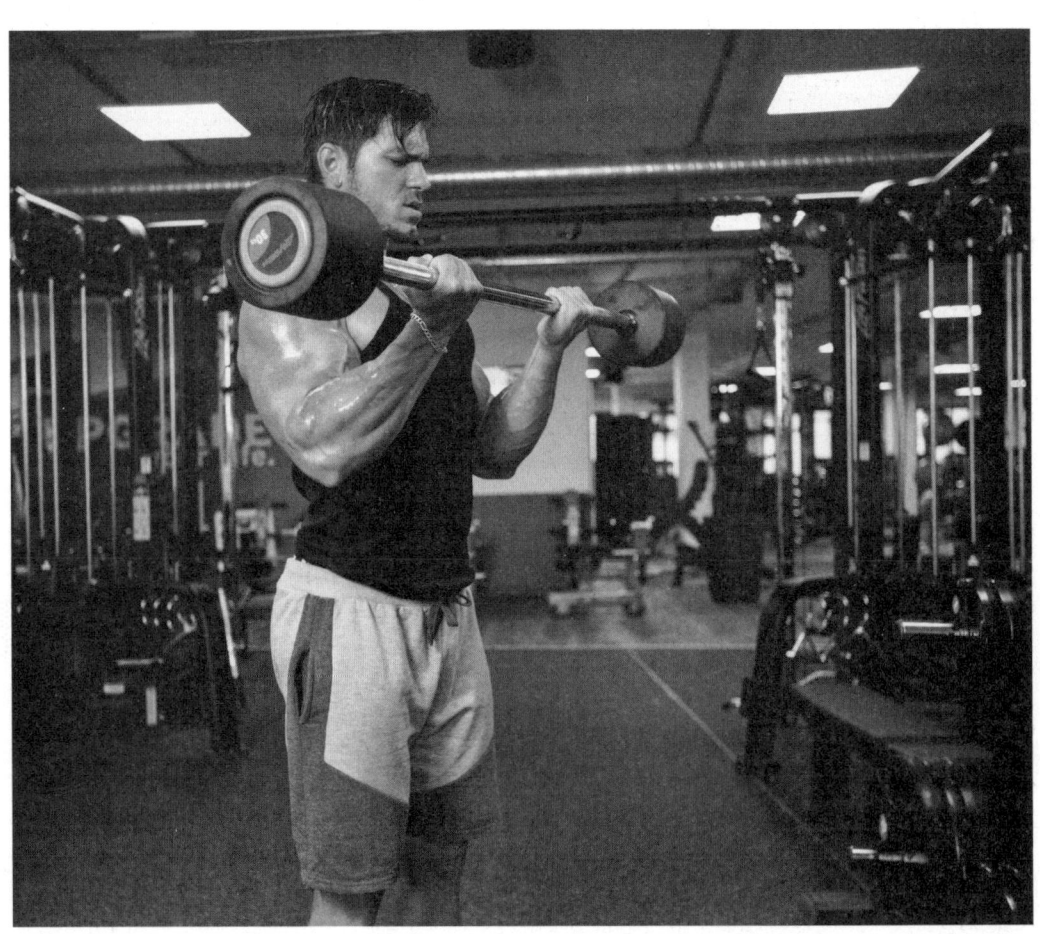

Diese Übung bildet das Fundament der Bizepsübungen. Auch hier merkt ihr, dass euer Trainingsgewicht zu hoch gewählt ist, sobald eure Ellenbogen nicht mehr beim Körper bleiben können.

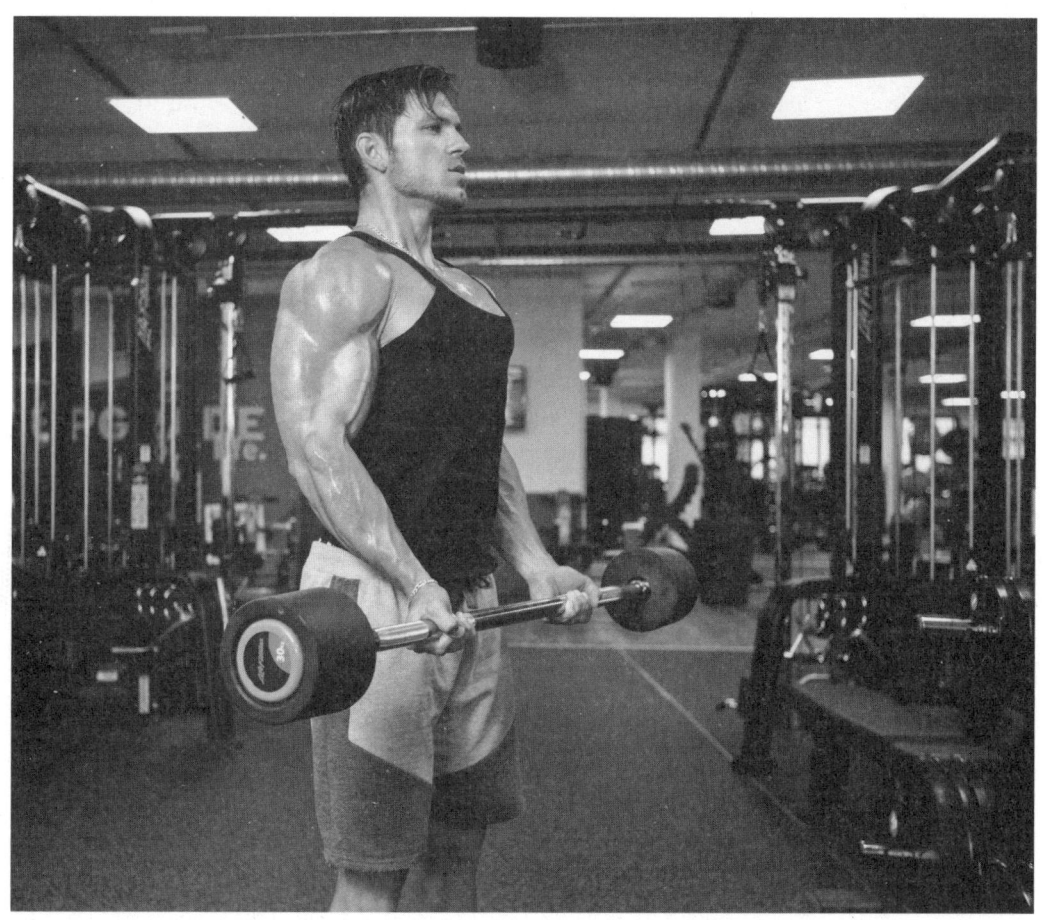

Preacher-Curls an der Bank/Schrägbank-Scott-Curls

Haupteinsatzbereich: Bizeps // Wiederholungen: 8–15

Ausführung

Ihr steht hinter der Schrägbank, legt den Arm auf die Rückenfläche und nehmt eine Hantel zur Hand. Der Arm wird bei dieser Übung nicht komplett ausgestreckt, die Hantel so weit wie möglich Richtung Kopf und anschließend wieder zurück geführt. Die Bewegung geht dabei vom Unterarm aus. Achtet hier unbedingt auf eine kon-

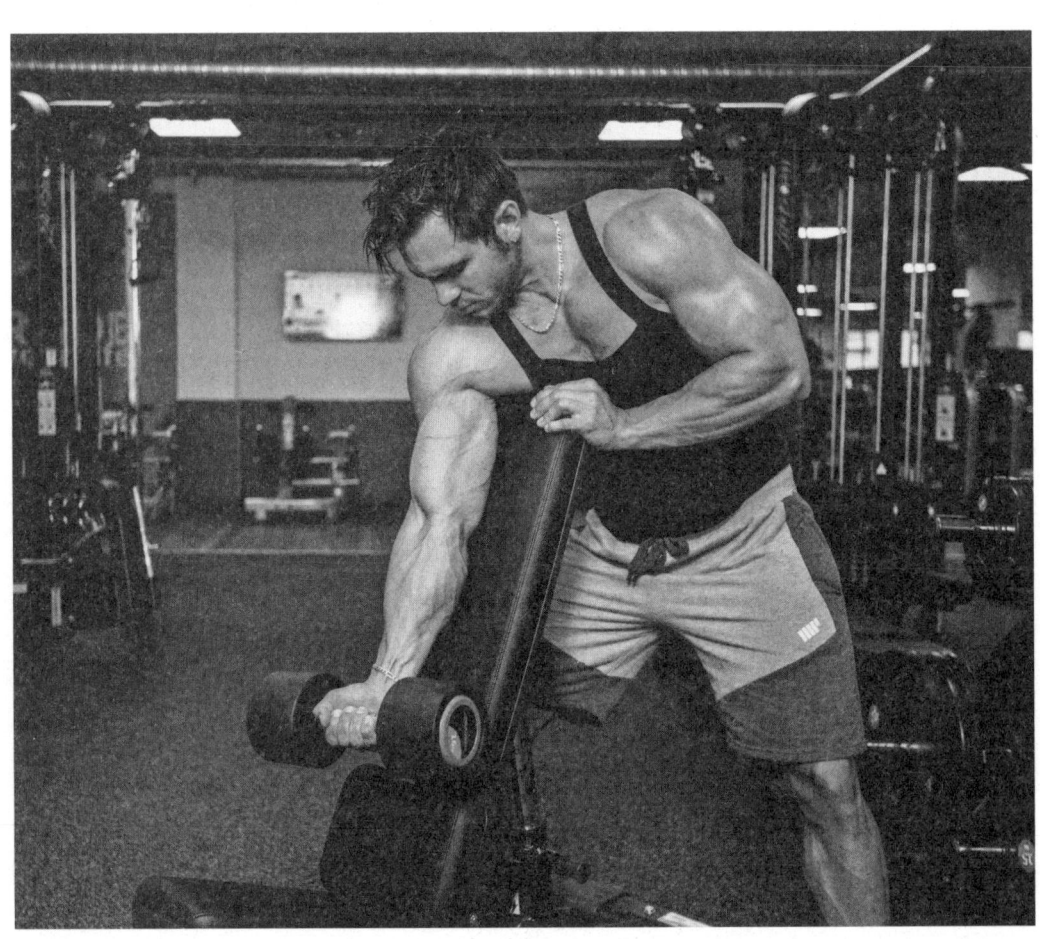

trollierte Bewegung, am besten, indem ihr euch voll und ganz auf den Bizeps konzentriert.

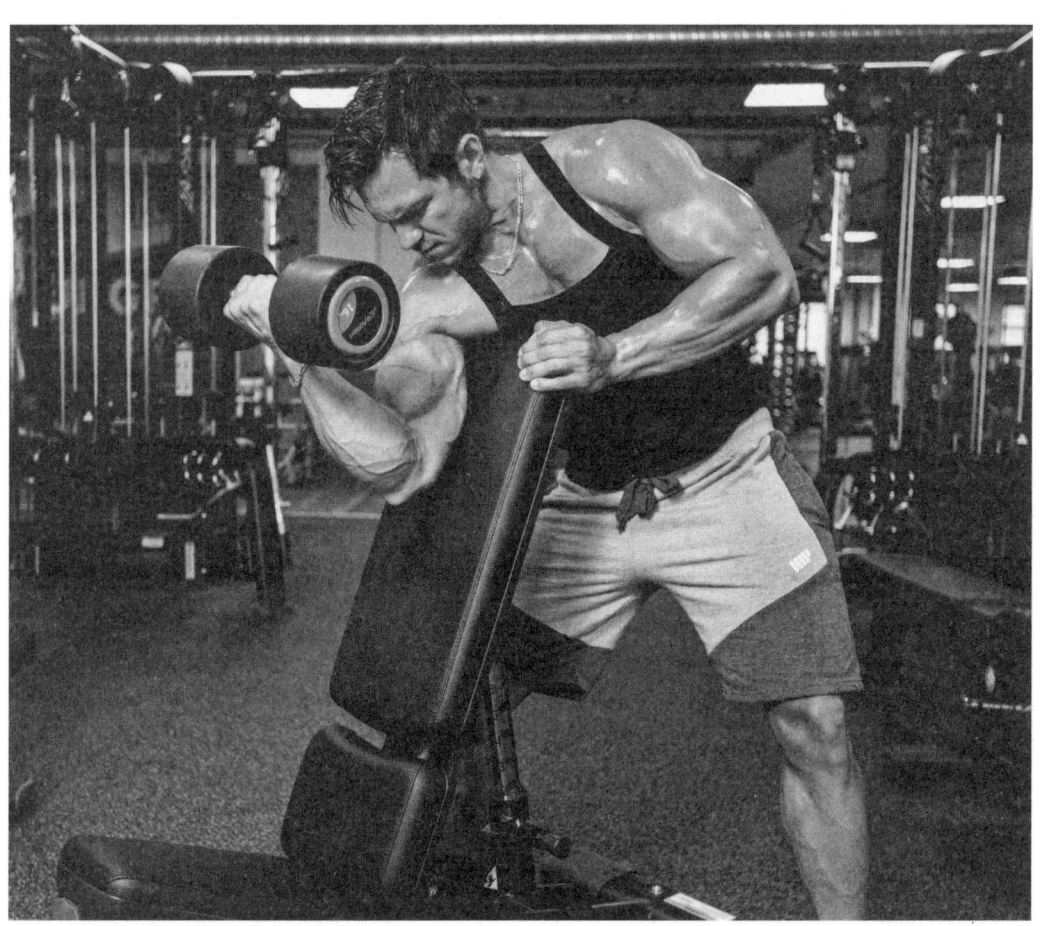

Konzentrationscurls

Haupteinsatzbereich: Bizeps // Wiederholungen: 6–12

Ausführung

Diese Übung macht ihr im Sitzen. Der Ellenbogen wird an der Innenseite des Knies abgestützt, während Körper und Oberarm stabil bleiben. Nun bewegt ihr den Unterarm mit der Hantel in Richtung Schulter und anschließend langsam wieder nach unten. Der Arm wird bei dieser Übung nicht ganz durchgestreckt.

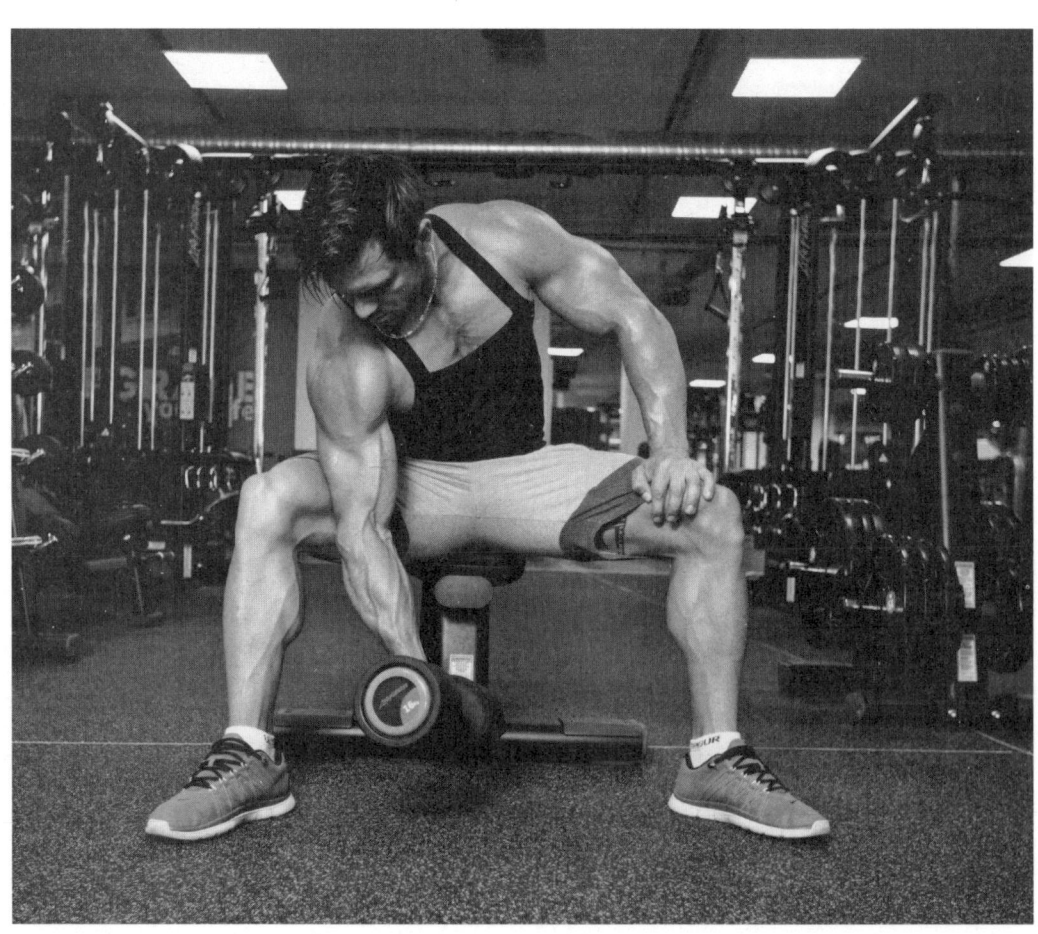

Selbst wenn ihr mit dieser Übung euren Bizeps stimulieren möchtet, vergesst nie, eine gerade Haltung im Rücken zu bewahren. So seid ihr sicher, keine Verletzungen davonzutragen!

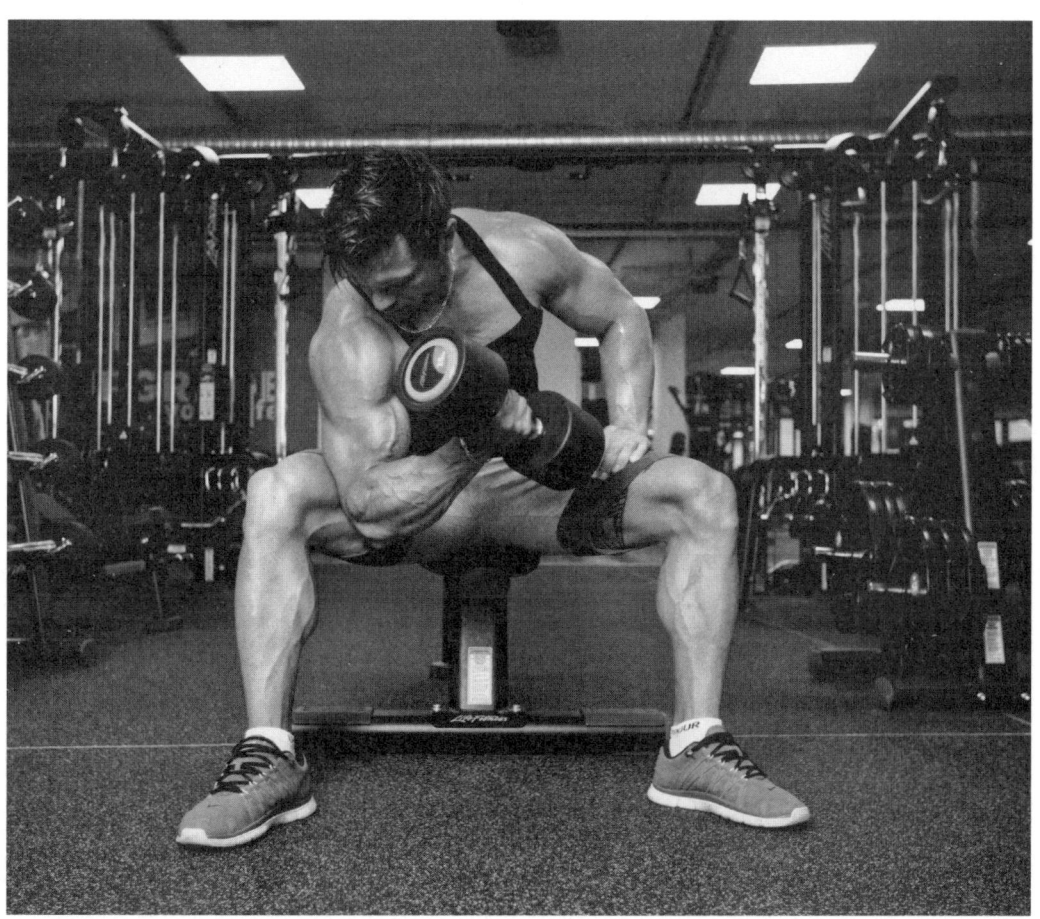

Cable-Curls

Haupteinsatzbereich: Bizeps // Wiederholungen: 8–15

Ausführung

Ihr stellt euch aufrecht vor den Kabelzug und greift das Seil schulterbreit im Untergriff. Achtet darauf, dass ihr einen stabilen Stand habt und euer Rücken während der gesamten Übung gerade bleibt. Auch eine kontrollierte Bewegung ist hier sehr wichtig: Nur der Unterarm bewegt sich.

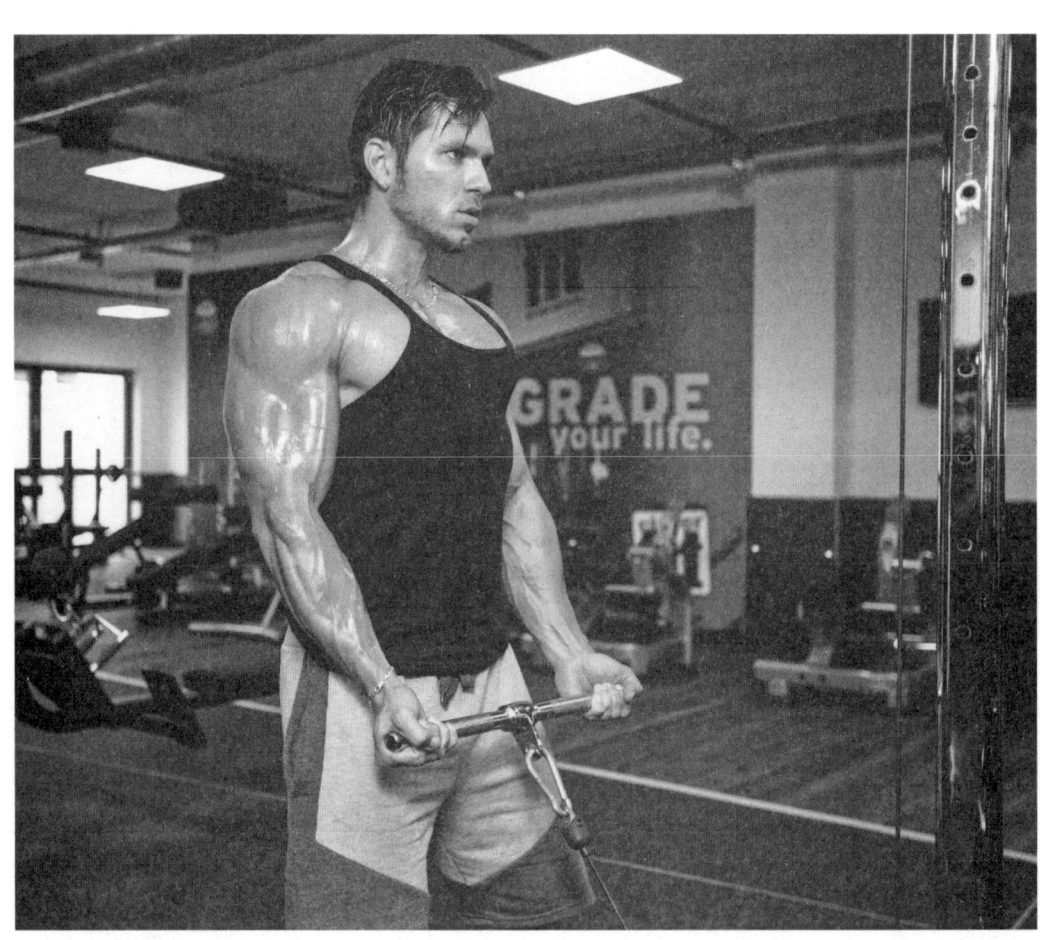

Im Gegensatz zum Langhantelcurl habt ihr während der gesamten Übungsausführung das gleiche Belastungsgefüge.

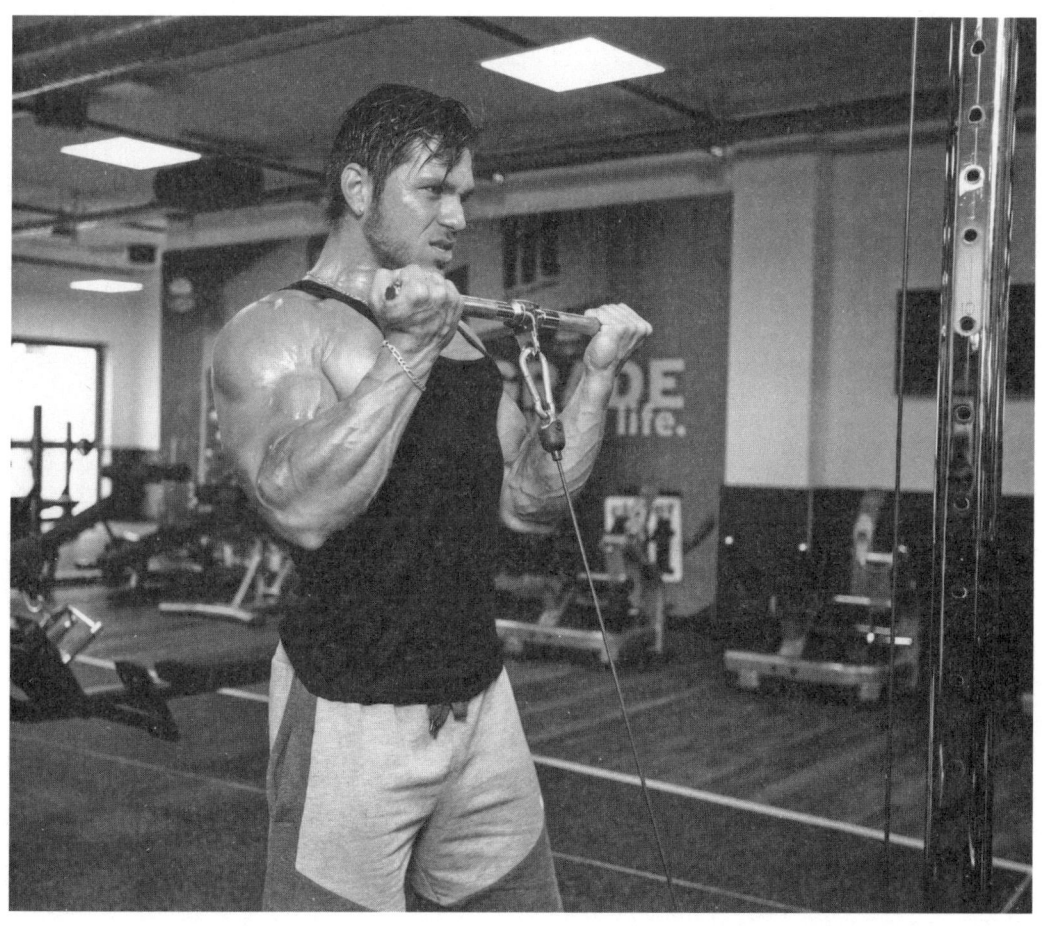

Trainingstag // Legs-Day

Der Legs-Day ist ein Extratag für die Beine und den Bauch. Er unterscheidet sich deutlich von Push und Pull, da hier die Durchblutung bzw. die gesamte Stimulation im unteren Bereich des Körpers gehalten wird. Beintraining ist ziemlich intensiv, da sich einige unserer größten Muskeln in den Beinen befinden. Aus diesem Grund bleiben sie auch an den beiden anderen Trainingstagen möglichst unberührt, um eine optimale Regeneration gewährleisten zu können. Etwas problematisch ist vielleicht der Umstand, dass ich am Pull-Day zuvor Kreuzheben mache, weil bei dieser Übung ebenfalls die Beine beansprucht werden. Doch wie schon gesagt, lassen sich kleine Überschneidungen im Training nicht immer vermeiden, manchmal muss man einfach Kompromisse eingehen. Kreuzheben ist eine wirklich tolle Übung und generell schwer einzubauen, ganz gleich in welchen Trainingsplan. Sie beansprucht etwa zwei Drittel der Muskeln in unserem Körper, konkret den Rücken, die Arme, den Trapezius, die Beine, den Po und sogar den Bauch. Bevor ich mich an die Beinübungen mache, beginne ich mit einem langen und intensiven Warm-up, in das ich auch mehrere Dehnübungen einbaue. Squats (Kniebeugen, siehe S. 94) sind eine davon, allerdings dehne ich anfangs nie zu extrem, weil ich nicht gleich meine ganze Power aufbrauchen möchte. Lasst es zu Beginn lieber ein wenig ruhiger angehen und stellt dem Körper die Bewegungen quasi erst einmal vor, bevor ihr richtig zur Sache geht. Ich mache mindestens drei bis vier Warm-up-Sets mit Squats, allerdings mit vergleichsweise leichten Gewichten. Squats stehen am Legs-Day überhaupt im Mittelpunkt; ihre Ausführung ist äußerst intensiv, nicht nur für Beine und Po, sondern für den gesamten Mittelbereich des Körpers. Zusammen mit Kreuzheben ist sie eine Kernübung für mich und somit ein Grundbestandteil meiner Trainingsphilosophie.

Nach dem Warm-up, sobald ich wirklich warm bin und meine Knie und Beine gut durchblutet sind, mache ich fünf bis sechs ordentliche Arbeitssätze mit Squats. Damit erledige ich schon einen Großteil meines Trainings für den heutigen Tag. Hinzu kommen noch ein paar Ausfallschritte sowie Übungen für die äußere und innere Oberschenkelmuskulatur, was dann eigentlich schon alles wäre. Ab und zu betreibe ich noch ein wenig Beinstrecken in der Maschine, aber meist reichen mir die Squats, Ausfallschritte und diverse kurze Übungen, die ich spontan einstreue. Meine Waden trainiere ich nicht gesondert, da sie am Legs-Day überall mittrainiert werden und ohnehin kaum auf mein Training reagieren, zumindest nicht in puncto Masse. Daher lasse ich sie komplett aus.

Zum guten Schluss: der Bauch
Jetzt fehlt nur noch der Bauch. Bauchtraining mache ich nicht jedes Mal, da die Bauchmuskeln durch Kniebeugen, Kreuzheben und andere Übungen generell schon stark beansprucht werden. Neben dieser Grundstimulation kann ich am Legs-Day dann noch optional ein paar isolierte Bauchübungen durchführen. Diese Muskeln auf Masse zu trainieren ist allerdings fast unmöglich, sie werden bloß etwas härter und minimal konturierter. Viel entscheidender ist da schon, was ich esse, also meine Diät, denn nur mit der richtigen Ernährung kann ich meinen KFA (Körperfettanteil) kontrollieren. Die Rechnung ist im Grunde recht einfach: Je mehr KFA ich habe, desto weniger sieht man von meinen Bauchmuskeln, ganz egal wie hart ich trainiere, da kann ich noch so viele Sätze und Wiederholungen im Gym machen. Es ist nun mal Fakt, dass es leider keine Zauberformel für den perfekten Sixpack gibt – Disziplin und Geduld sind die wichtigsten Faktoren.

Nach dem Beintraining geht's dann in der Regel zum Cardio, wo die Beine den letzten Kick bekommen. Danach schaffe ich es gerade noch ins Auto und kann mich schon auf die Schmerzen von übermorgen freuen!

Squats (Kniebeugen)

Grundübung

Haupteinsatzbereich: Hier wird der komplette untere Körper stimuliert, der Quadrizeps (vierköpfiger Oberschenkelmuskel), der Beinbizeps, der große Gesäßmuskel, die Rückenstrecker sowie Waden und Bauchmuskeln.   // Wiederholungen: 6–12

Ausführung

Stellt euch etwa schulterbreit hin. Euer Rücken bleibt die ganze Zeit über gerade, achtet deshalb gut auf die Stabilität im Rumpf. Brust und Po werden nach außen

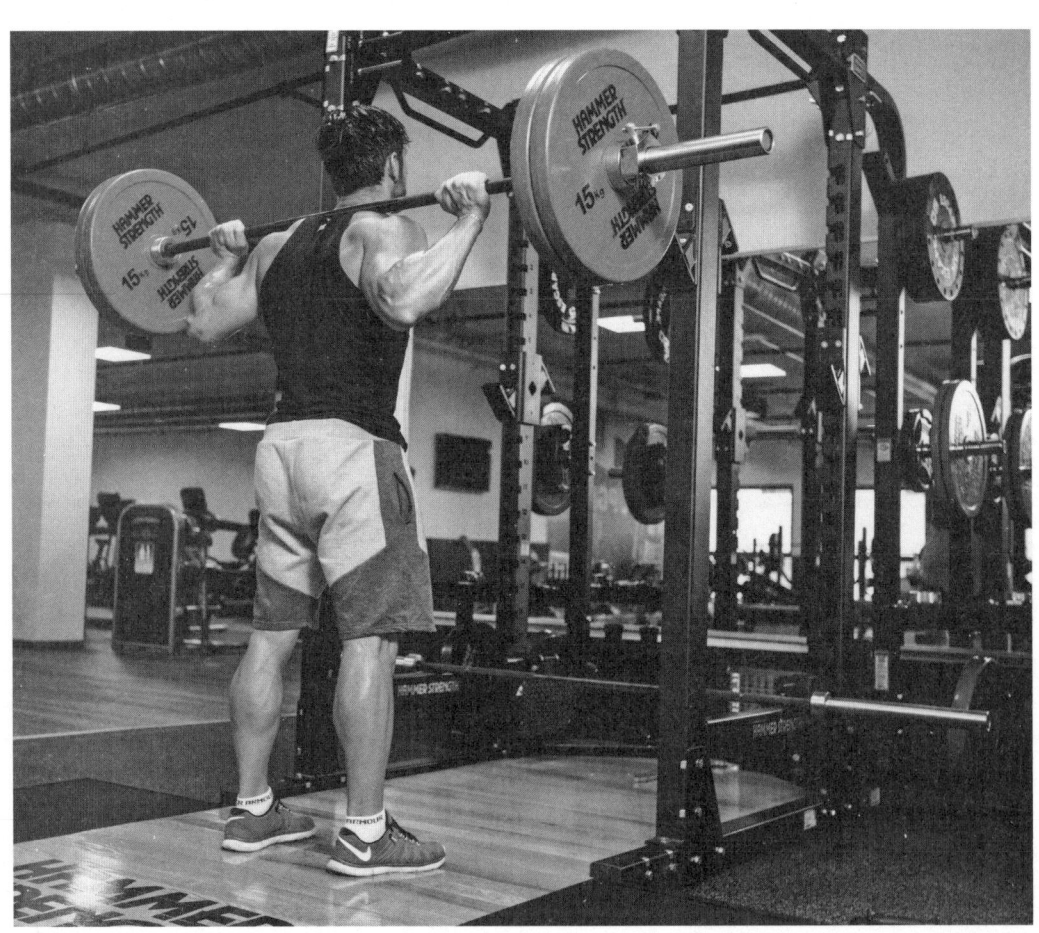

gedrückt. Die Squat-Tiefe hängt immer von der persönlichen Mobilität ab; versucht hier also, so tief wie möglich zu kommen. Spannt die Bauchmuskeln an und verlagert euer Gewicht auf die Fersen, wobei ihr auf keinen Fall im Fußgelenk nach innen oder außen »knicken« dürft. Die Stellung der Füße reicht von gerade bis zu 45 Grad nach außen. Geht nun in die Hocke und richtet euch anschließend wieder auf.

TIPP

Bei eingeschränkter Mobilität im Fußgelenk hilft es oft, die Füße noch weiter nach außen zu drehen. Um eine bessere Stabilität zu erhalten, könnt ihr die Übung mit flachen Schuhen oder auch barfuß ausführen.

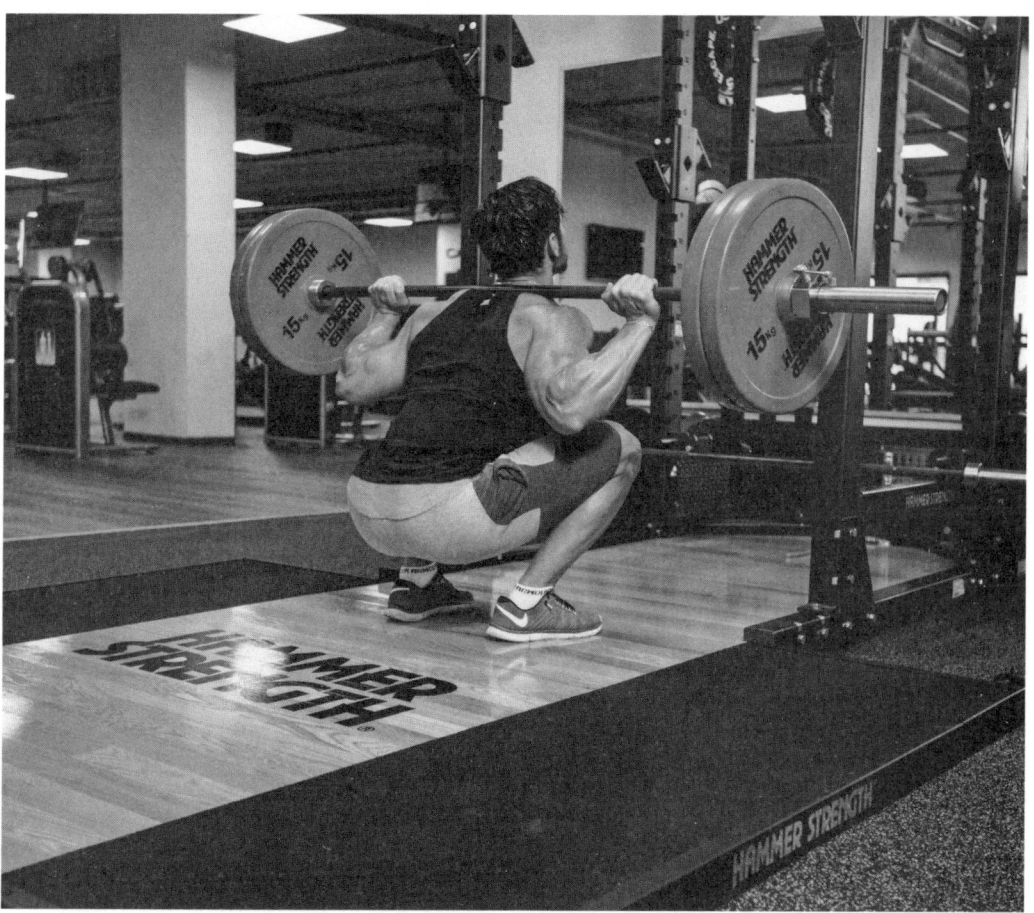

Ausfallschritte

Haupteinsatzbereich: Quadrizeps und Gesäßmuskulatur //
Wiederholungen: 10–20

Ausführung

Bei dieser Übung bleibt der Oberkörper durchgehend aufrecht und das Knie in tiefer
Position, so dass sich Ober- und Unterschenkel im 90-Grad-Winkel zueinander befinden. Dabei sollte das Knie nicht über die Zehenspitzen hinausragen und gleichzeitig

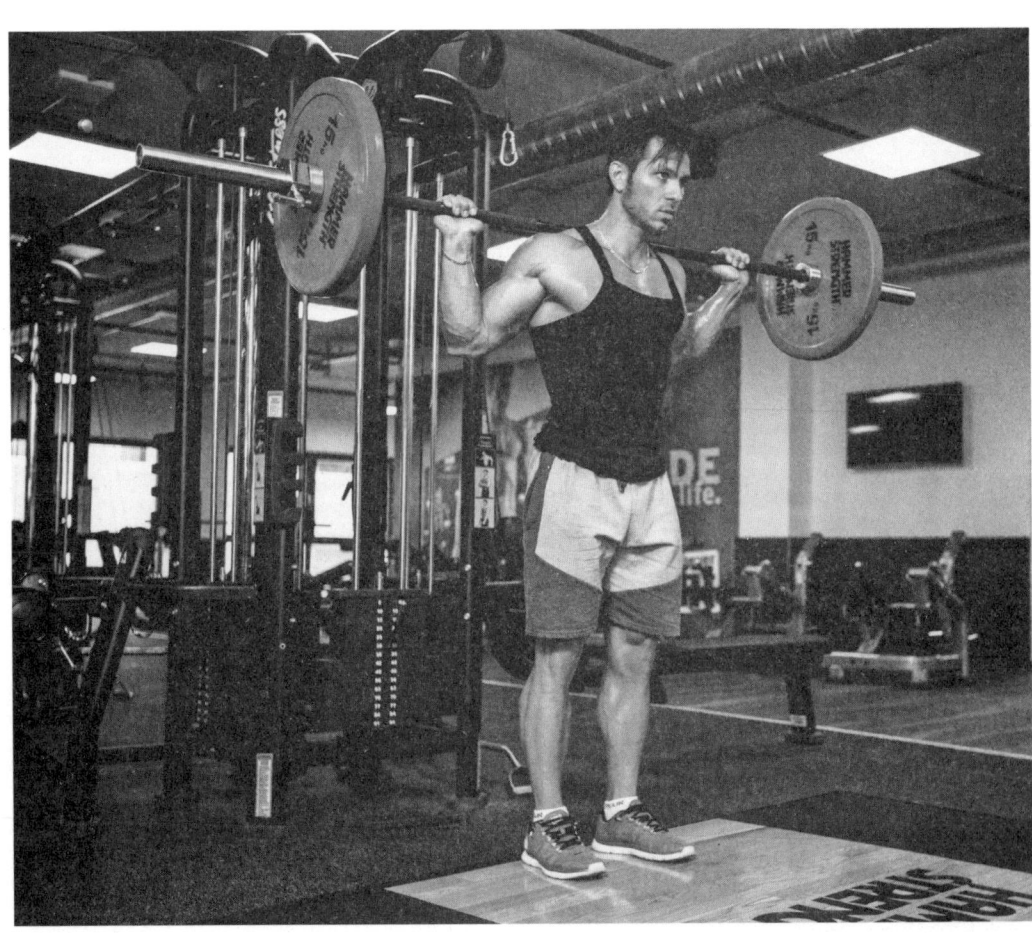

in dieselbe Richtung wie sie zeigen. Ausfallschritte können sowohl mit Kurzhanteln als auch mit der Langhantel ausgeführt werden.

TIPP Zur Intensivierung könnt ihr die Übung auch leicht schräg in einer Zickzackbewegung machen.

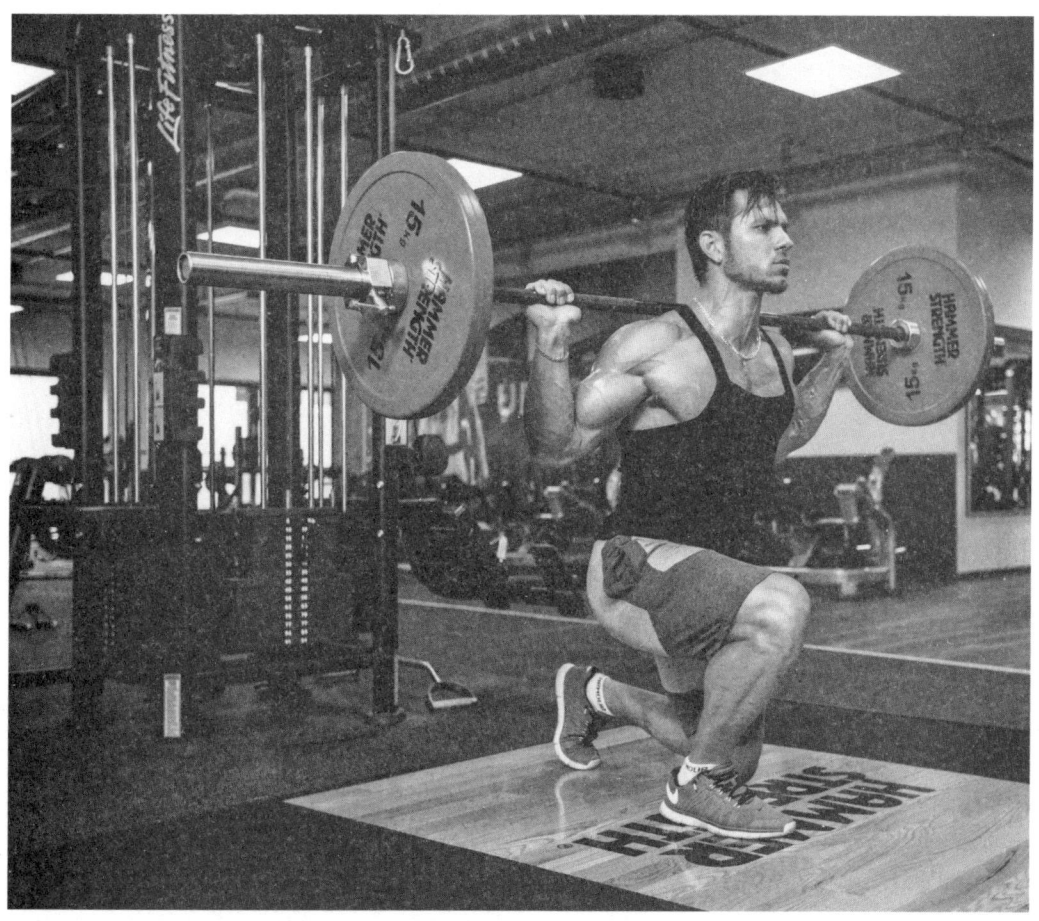

Beinpresse

Haupteinsatzbereich: Quadrizeps, Beinbizeps und Gesäßmuskulatur //
Wiederholungen: 6–12

Ausführung

Legt euch auf die Schrägbank der Beinpresse. Ihr haltet den Rücken die ganze Zeit
über gerade, die Füße sind etwa hüftbreit auseinander. Übt eine langsame Bewegung der Beine zum Oberkörper hin aus, bevor es kontrolliert und explosiv wieder

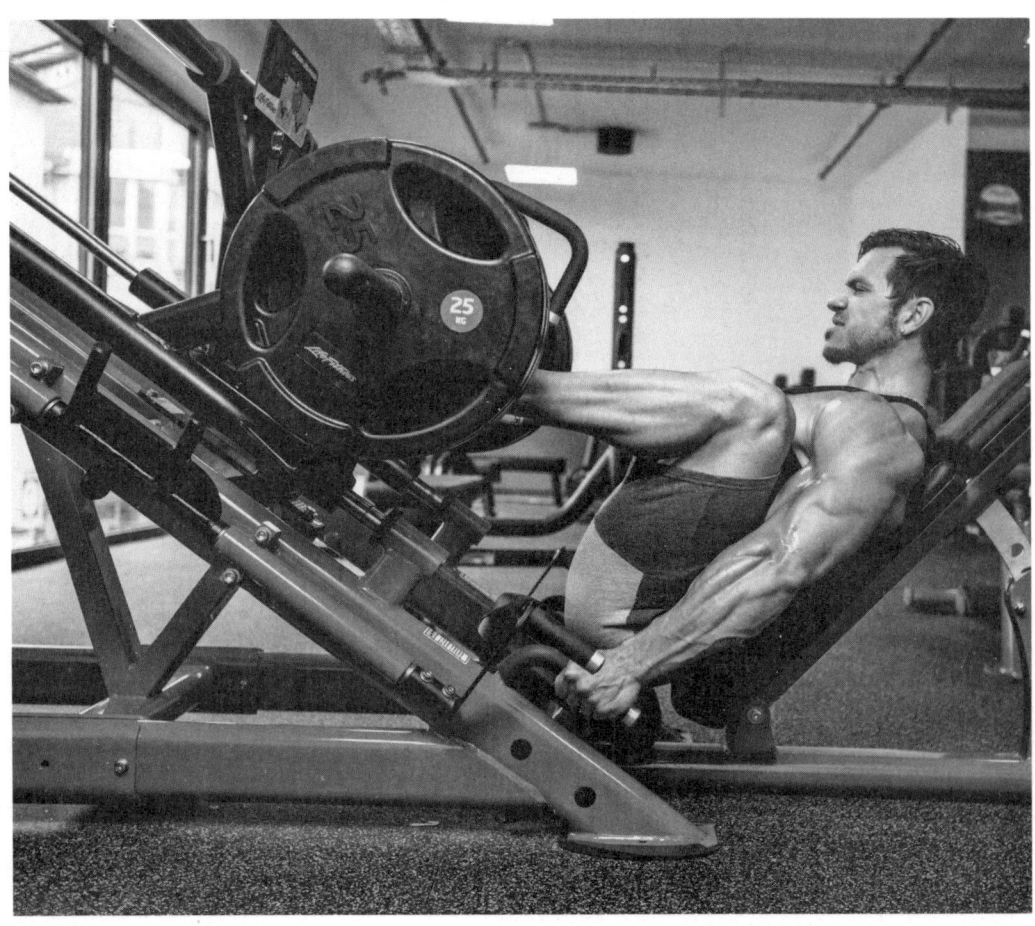

hinaufgeht. Denkt daran, die Beine nicht ganz durchzustrecken und dass Knie und Fußspitzen auf einer Linie bleiben.

Achtet zusätzlich darauf, dass euer unterer Rücken auch während der Bewegung stets mit der Auflagefläche in Kontakt bleibt.

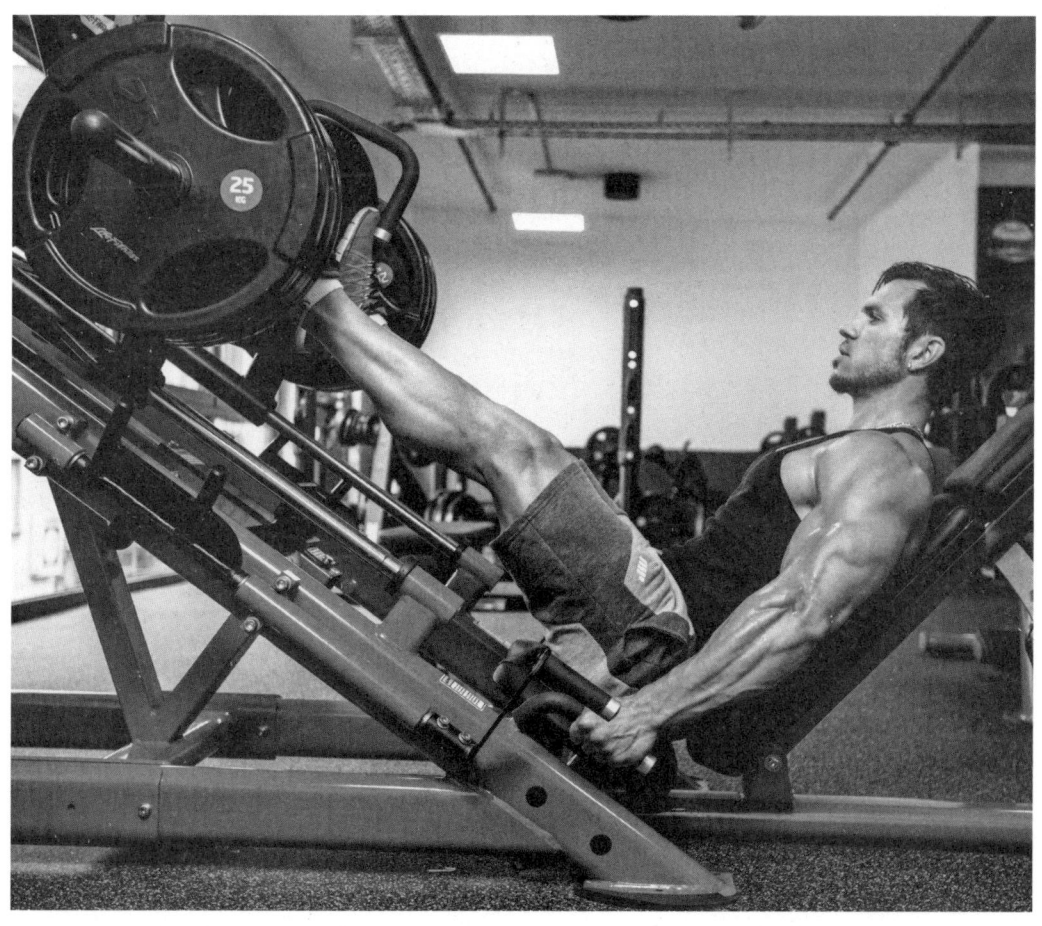

Beinstrecker

Haupteinsatzbereich: Quadrizeps // Wiederholungen: 10–20

Ausführung

Ihr legt euch auf das Beinstreckergerät. Oberschenkel und Rücken liegen komplett auf der Sitzfläche auf, wobei eure Haltung möglichst gerade sein sollte. Achtet auf eine kontrollierte und natürliche Bewegung, wenn ihr das Gewicht mit den Beinen nach oben stemmt. Haltet am höchstmöglichen Punkt kurz an und bewegt die Beine

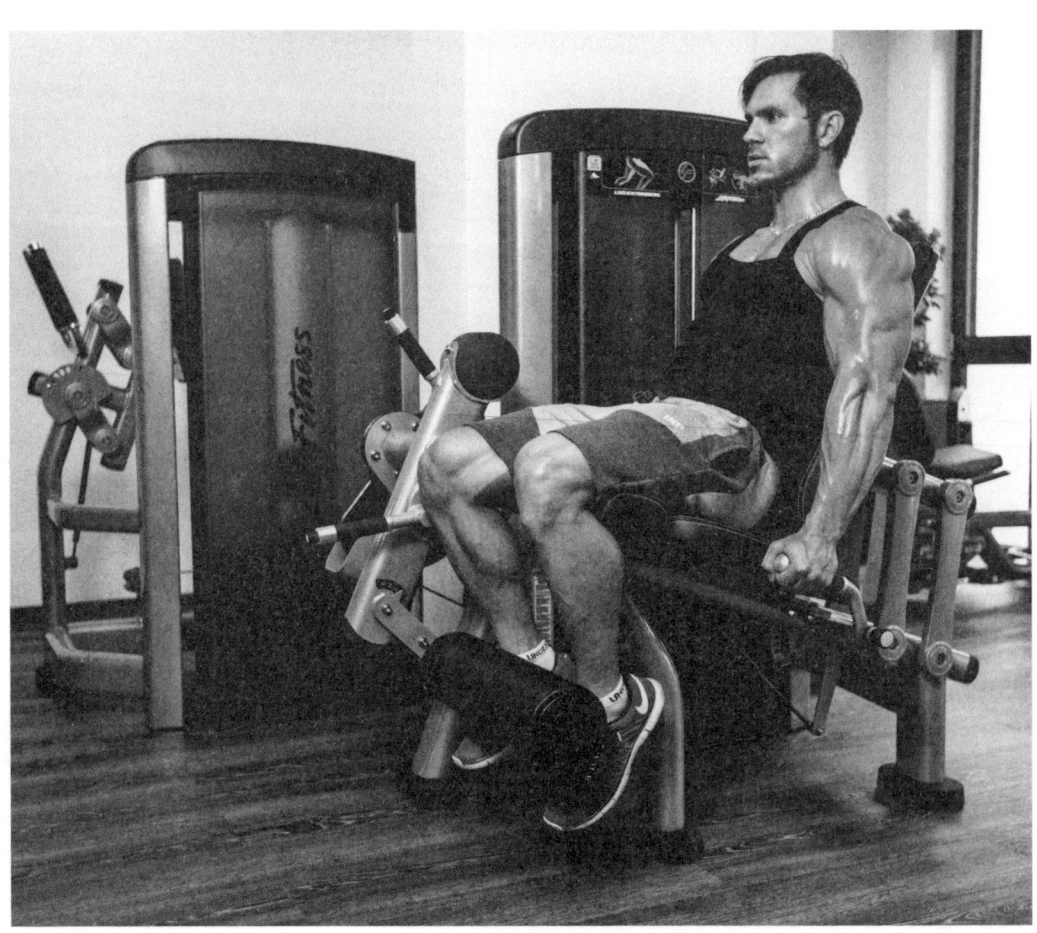

dann wieder nach unten. Die Übung eignet sich hervorragend zur isolierten Belastung des Quadrizeps.

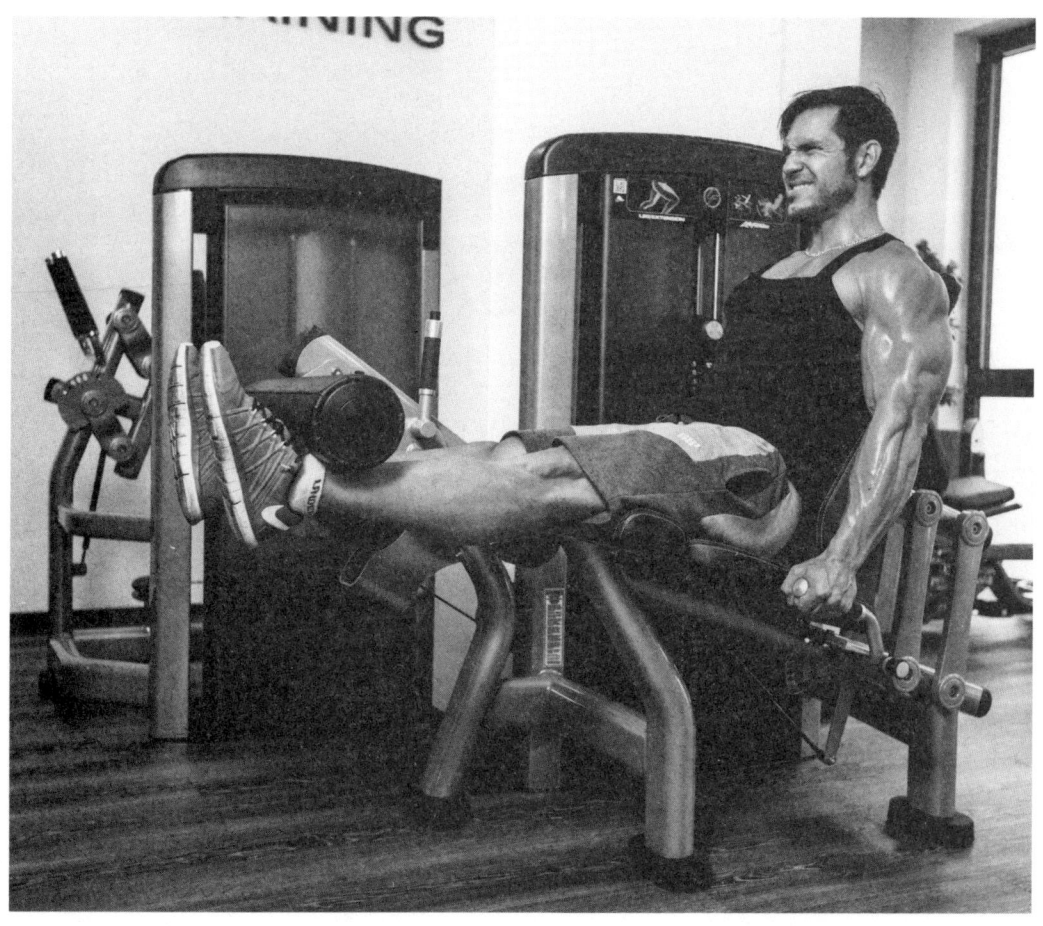

Beincurls/Beinbeuger

Haupteinsatzbereich: Beinbizeps, Plattsehnen- und Halbsehnenmuskel //
Wiederholungen: 10–20

Ausführung

Setzt euch auf das Sitzpolster des Geräts und schiebt den Po so weit nach hinten,
bis euer Steißbein das untere Ende der Rückenlehne berührt. Der Oberkörper bleibt
aufrecht und wird mit dem oberen Rücken am Rückenpolster abgelegt. Der untere
Rücken bildet ein leichtes Hohlkreuz, hat also keinen Kontakt zum Rückenpolster. Die

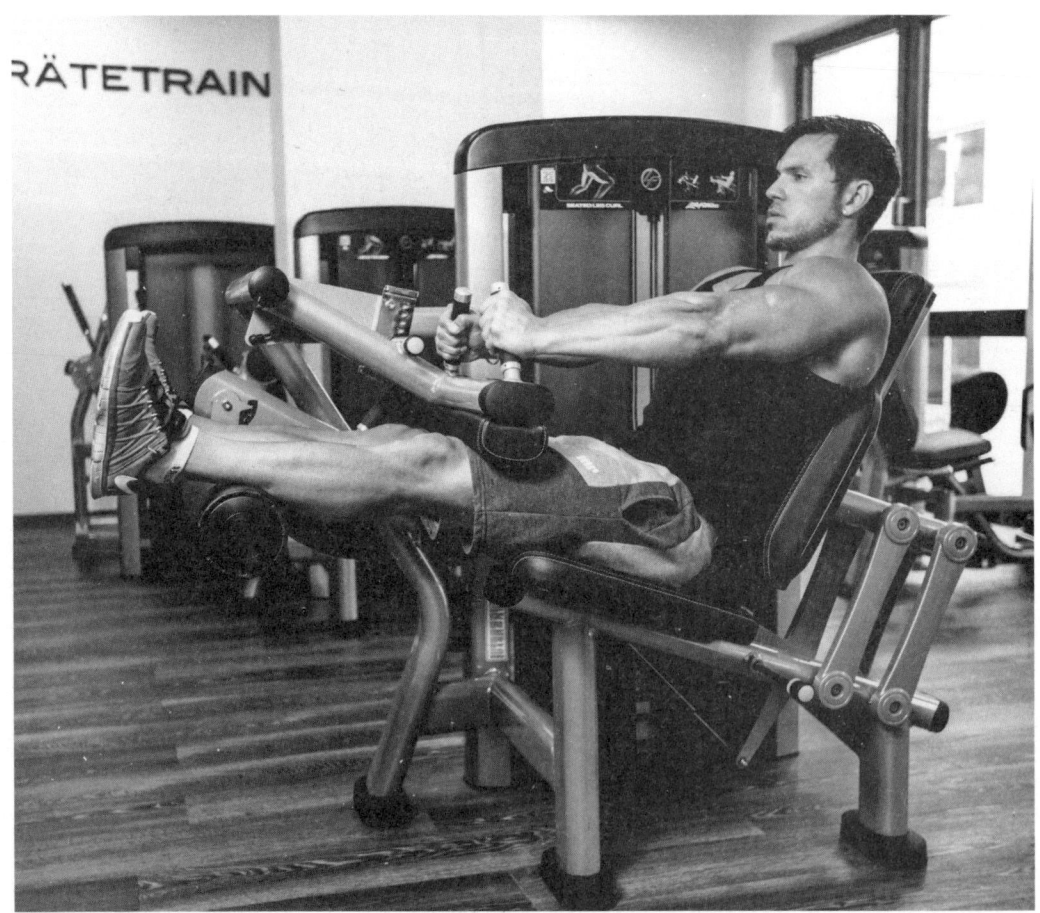

Beine legt ihr auf das vordere Beinpolster, welches über euren Achillesfersen sowie unter den Waden positioniert werden soll. Dann positioniert ihr noch das Polster für die Fixierung der Oberschenkel etwas oberhalb der Knie. Anschließend drückt ihr die Fersen nach unten und beugt die Beine so weit wie möglich nach hinten.

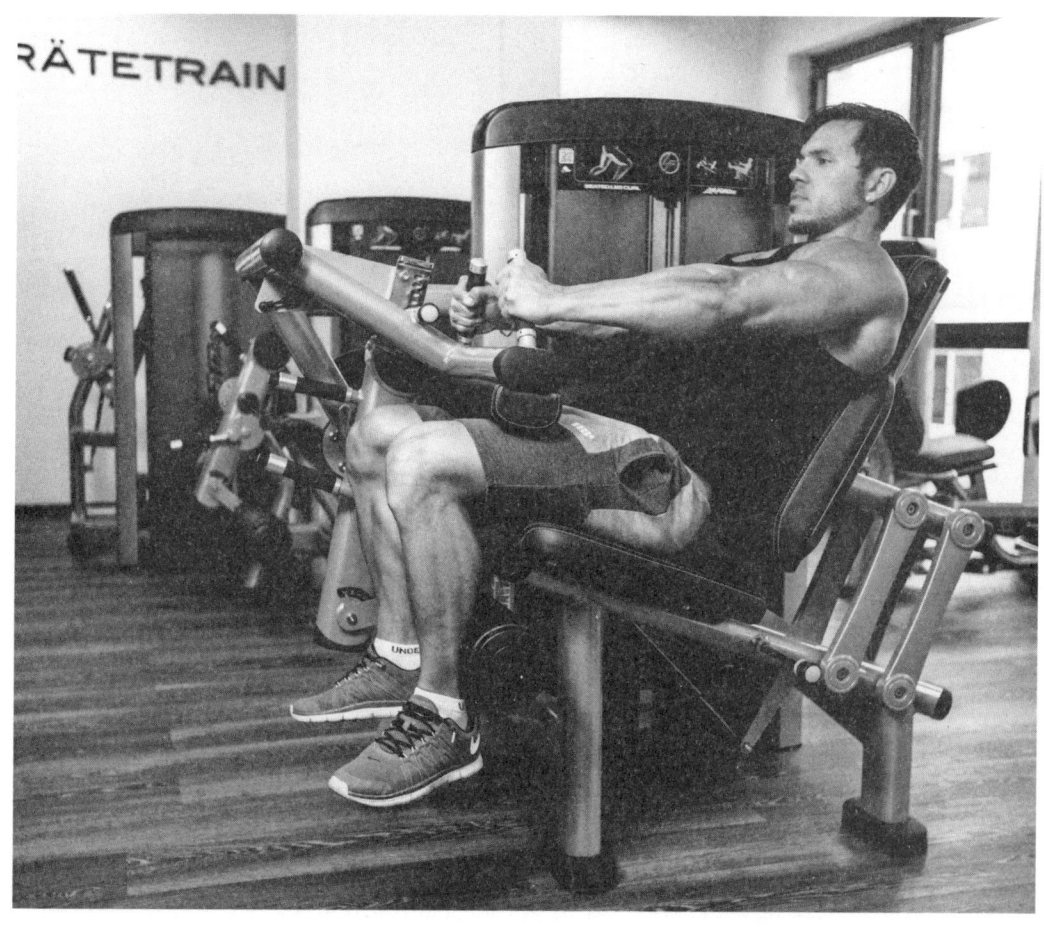

Beinheben hängend

Haupteinsatzbereich: Bauch, seitliche Bauchmuskeln // Wiederholungen: bis zur Muskelermüdung

Ausführung

Hängt euch im schulterbreiten Griff an eine Klimmzugstange, die Füße haben keinen Bodenkontakt. Den Bauch haltet ihr ständig unter Spannung. Nun bewegt ihr die Beine – entweder ausgestreckt oder in leicht angewinkelter Haltung – nach oben und danach wieder kontrolliert nach unten. Euer Fokus sollte dabei immer auf den

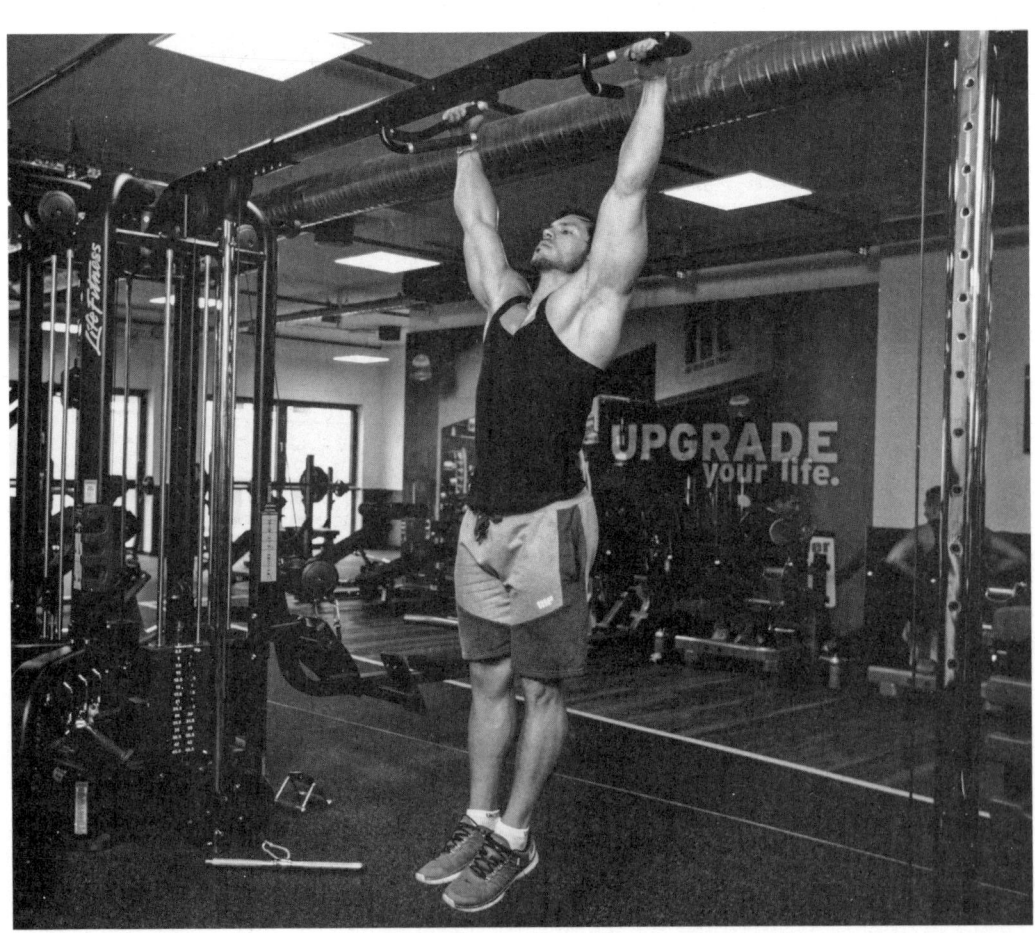

Bauch gerichtet sein, und es ist wichtig, den Körper nicht mitschwingen zu lassen. Was den Bewegungsradius angeht, so haltet ihr eure Beine auf der gleichen Höhe wie den Oberkörper und versucht, sie so weit wie möglich nach oben zu ziehen.

TIPP

Das »Beinheben hängend« ist meine persönliche Lieblingsübung für den Bauch!

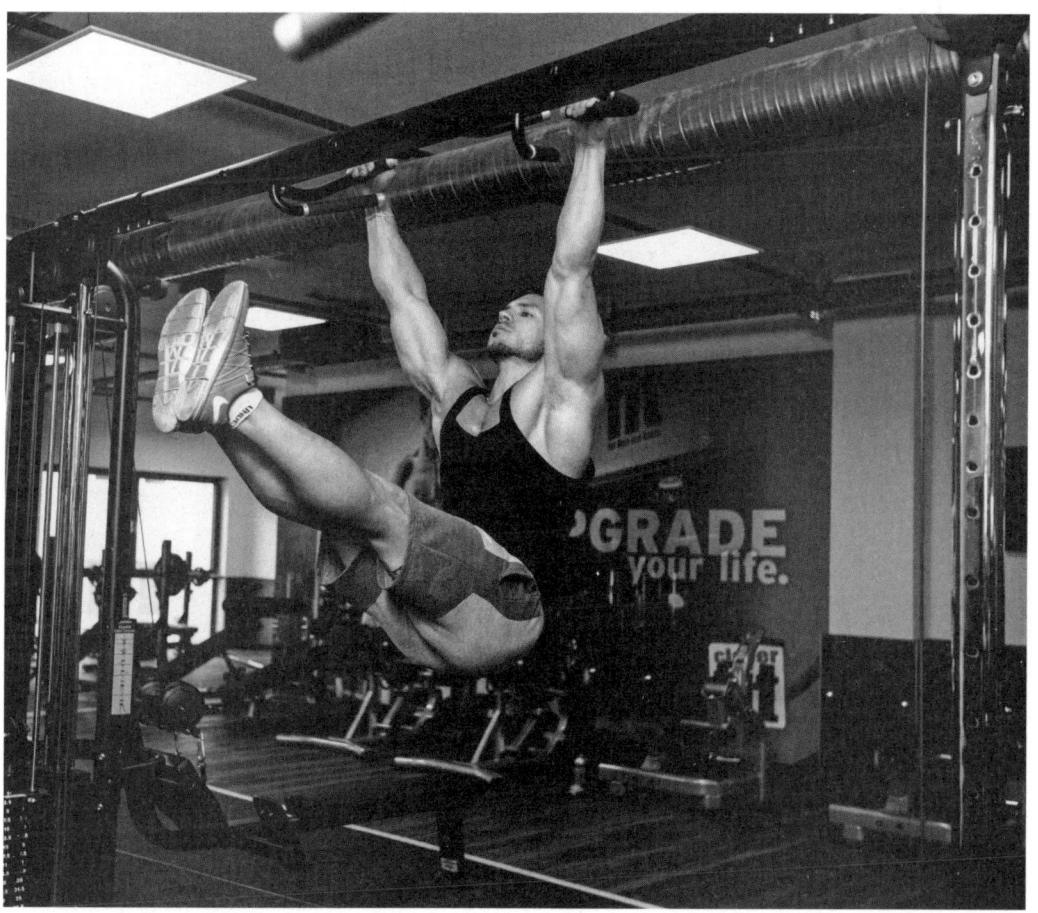

Crunches

Haupteinsatzbereich: Bauch, seitliche Bauchmuskeln // Wiederholungen: bis zur Muskelermüdung

Ausführung

Legt euch rücklings auf eine Matte. Die Beine sind angewinkelt angehoben, die Hände an den Schläfen. Versucht, eure Hüfte vor jedem Crunch Richtung Boden zu drücken. Hebt nun den Oberkörper an und berührt mit den Ellbogen die Knie. Der

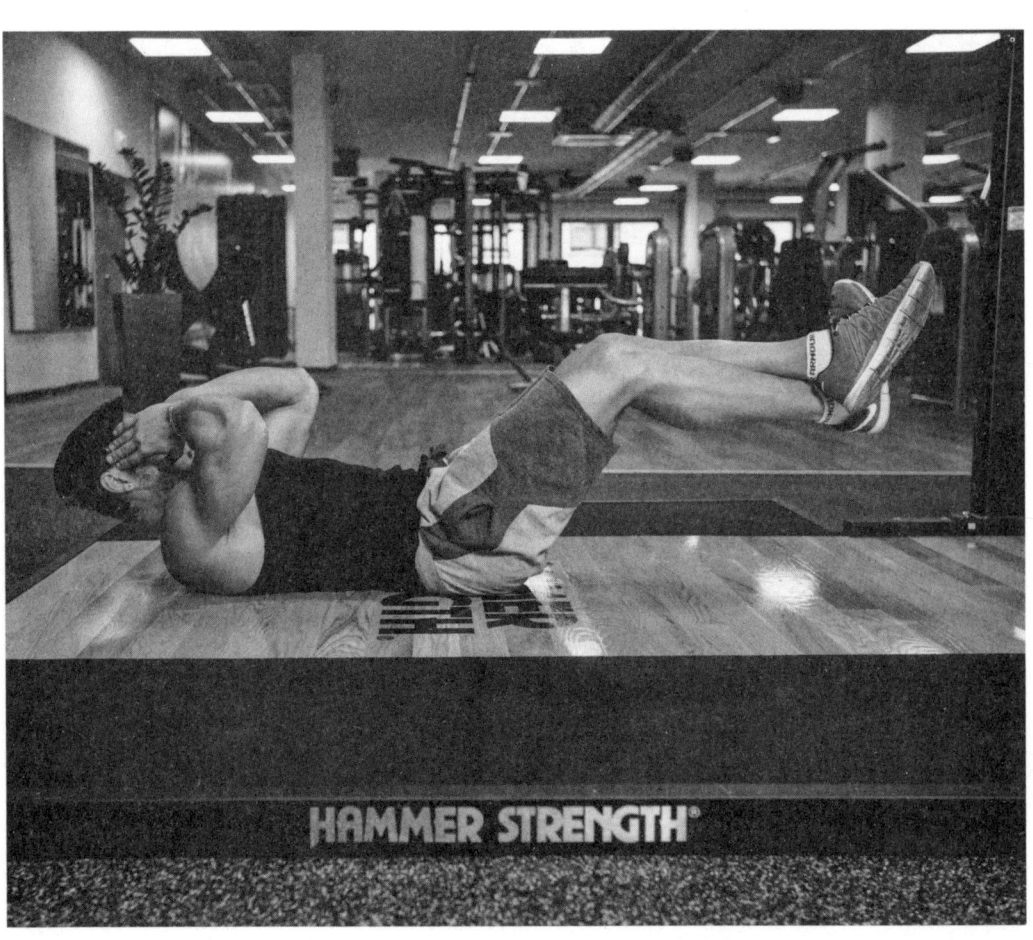

Rücken darf sich während der Übung nicht einrollen. Achtet darauf, die Position der Beine zu halten.

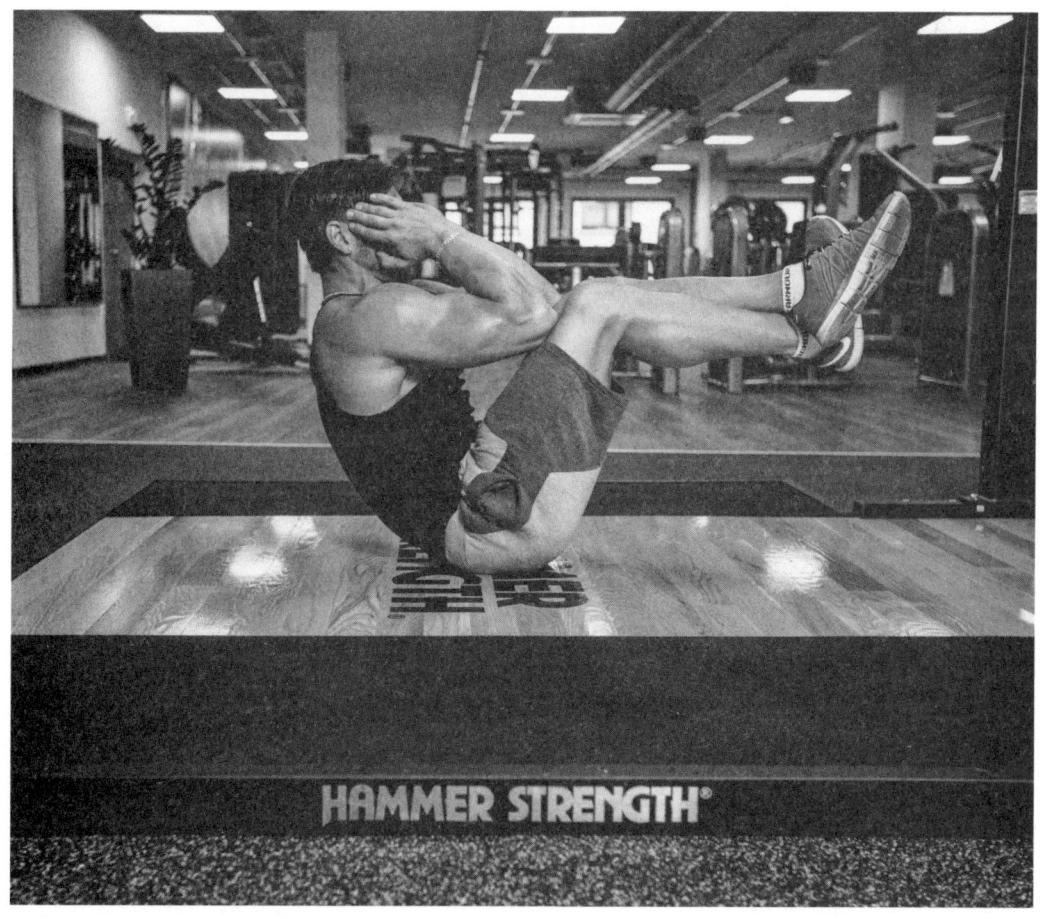

Beinheben liegend auf der Bank

Haupteinsatzbereich: Bauch, seitliche Bauchmuskeln // Wiederholungen: bis zur Muskelermüdung

Ausführung
Legt euch rücklings auf eine Bank und haltet dabei den Rücken gerade und stabil. Bewegt nun die Beine nach oben, bis sie einen 90-Grad-Winkel zum Oberkörper bilden. Anschließend lasst ihr sie langsam wieder nach unten gleiten.

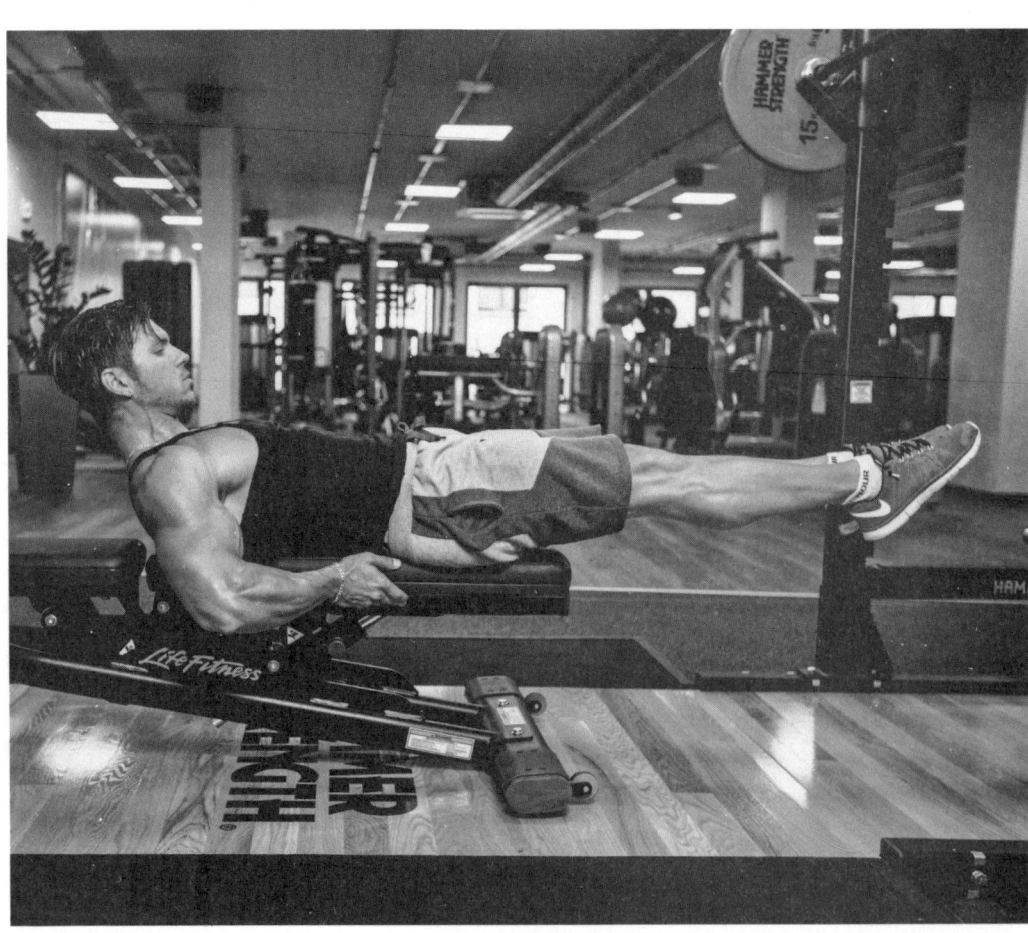

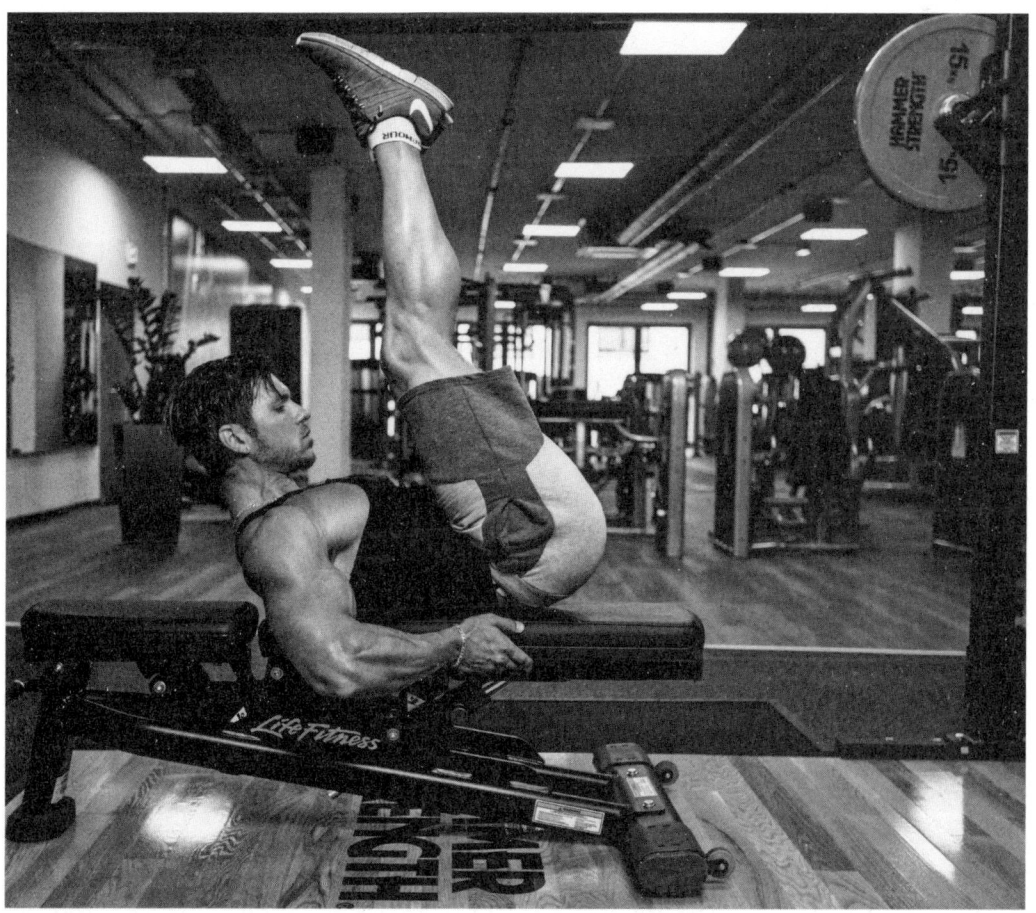

Beinheben am Gerät

Haupteinsatzbereich: Bauch, seitliche Bauchmuskeln // Wiederholungen: bis zur Muskelermüdung

Ausführung
Diese Übung ist mit dem »Beinheben liegend auf der Bank« (siehe S. 108 außen) identisch, nur dass sie an der Dips-Maschine ausgeführt wird.

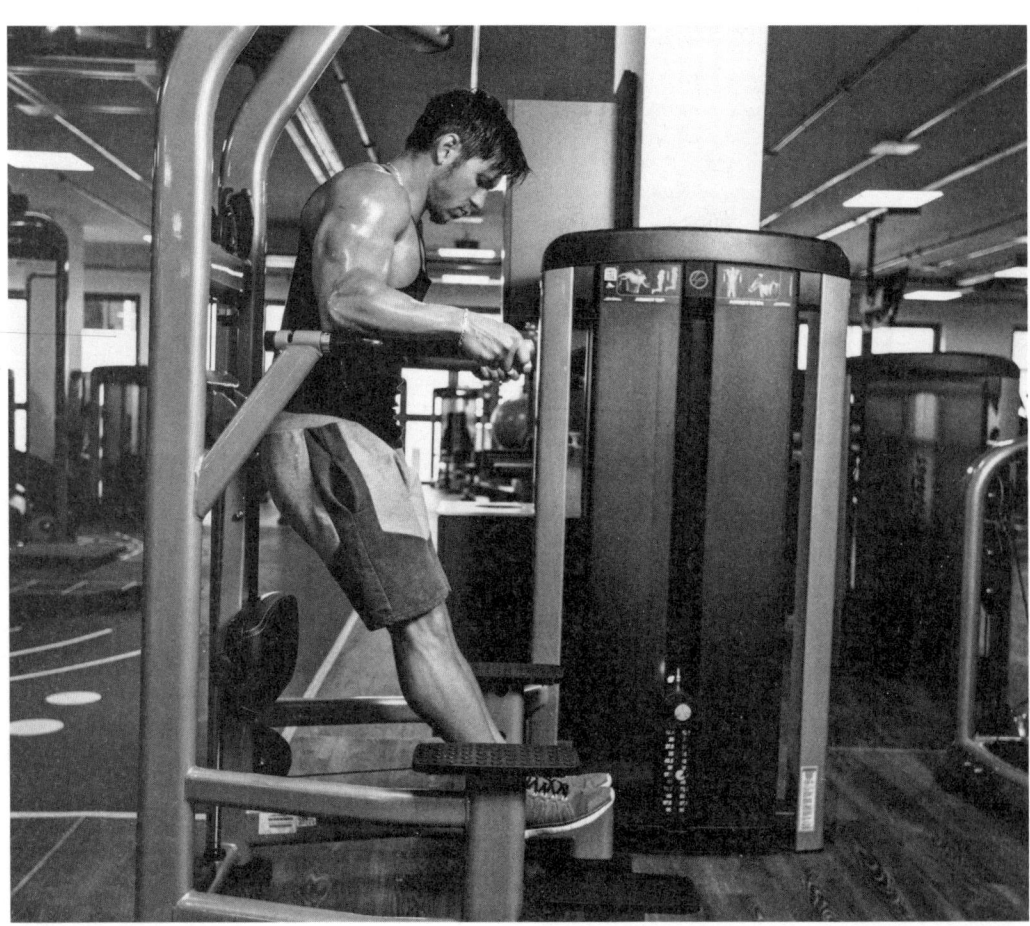

TIPP

Sollte euch eine Steigerung der Intensität über die Wiederholungsanzahl nicht mehr möglich sein, versucht über das Tempo einen neuen Reiz zu setzen.

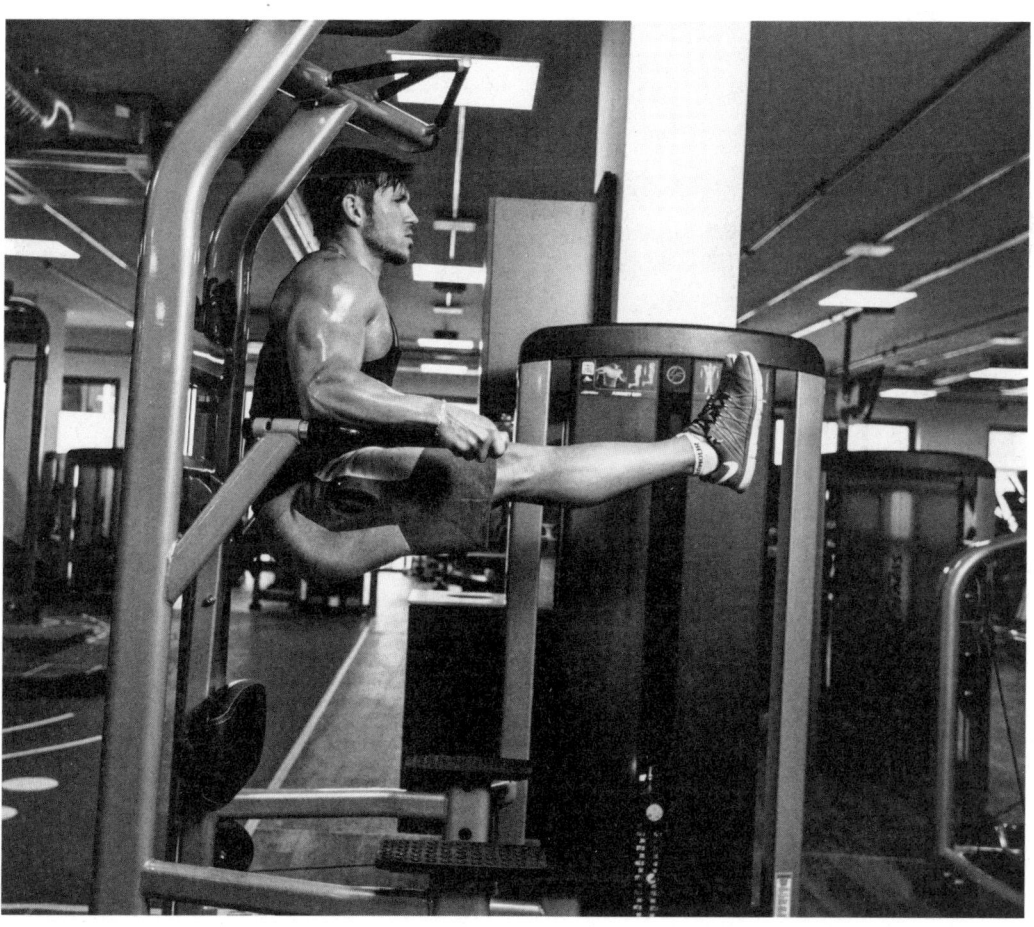

Cardio – Ausdauertraining

Cardio reicht vom Spinning (Radfahren) übers Joggen (auch am Laufband) bis hin zum Schwimmen. Meiner Meinung nach reichen 3 bis 5 Einheiten pro Woche völlig aus, um gut in Form zu bleiben. Ich persönlich mag am liebsten Spinning, weil ich für mich damit die besten Resultate erziele. Es stimuliert überdies auch die Beinmuskulatur, was immer wieder ein heikles Thema im Gym ist. Während der Definition-Diät (siehe S. 128) mache ich Cardio morgens separat vom Krafttraining, was ich dann lieber erst etwas später ausführe. Ich trinke vorher höchstens eine Tasse Kaffee, oft starte ich aber auch einfach auf leeren Magen durch, das ist immer unterschiedlich; anschließend stehen Mobilitäts- und Dehnübungen auf dem Programm.

HIT – effektives Spinning und Laufen

Cardio führe ich fast immer in HIT-Form (High Intensity Training) aus, also nach dem Sprint-und-Pause-Prinzip. Das funktioniert ganz einfach: Nach einem intensiven Sprint gehe ich mit dem Tempo runter (Low Intensity Training), um danach wieder voll loszusprinten. Das Ganze wiederhole ich eine Weile, wodurch ich einen verstärkten Fettverbrennungseffekt über die nächsten 24 Stunden erreiche. HIT ist also um ein Vielfaches effektiver als normales Cardio, und das Gute dabei ist, dass ich auch noch viel schneller fertig bin als sonst: Anstatt 40 brauche ich bloß 20 Minuten, die Wirkung ist also tatsächlich doppelt so groß!

HIT-Sprints mache ich in der Regel eine Minute lang, darauf folgt direkt eine weitere Minute langsames Laufen bzw. Radfahren. Ich mache das so oft, bis ich einfach nicht mehr kann und die Muskeln beinahe erschöpft sind. Anschließend lege ich eine kurze Pause ein, atme ordentlich durch, und dann kann es schon wieder von neuem losgehen. Beim Spinning auf der Maschine habe ich den Vorteil, dass ich die Übung richtig schwer einstellen kann, was bei anderen Geräten leider nicht immer der Fall ist. So erreiche ich die nötige Stimulation für meine Beine!

Dazu muss ich aber nicht ausschließlich sprinten, ich kann auch auf andere Art und Weise im HIT bleiben. Manchmal liegt es mir mehr, wenn ich langsamer, dafür schwerer an die Übung herangehe. In diesem Fall stelle ich das Rad auf eine sehr hohe Widerstandsstufe und strample wild drauflos, so fest ich nur kann. Nach ungefähr einer Minute schalte ich dann wieder ein paar Gänge runter und kann gar nicht fassen, wie leicht mir das Fahren auf einmal fällt! Ich trickse mein Gehirn aus, um mir den Extrakick an Motivation zu holen. Ein kleiner Tipp: Macht Cardio am Bike immer stehend und nicht im Sitzen, weil ihr dadurch einen größeren Bewegungsradius habt und euch beim Ausführen der Übungen leichter tut.

Meine Ernährungsphilosophie

Ernährung ist in puncto Fitness ein ganz entscheidender Faktor. Durch das Training habe ich gelernt, wie wichtig die richtige Kost für mein Leistungsvermögen und das körperliche Wohlbefinden ist, innerhalb und auch außerhalb des Gyms. Wenn man noch ganz am Anfang steht, klingt das vielleicht ein wenig übertrieben, aber das ändert sich schnell genug, glaubt mir! Denn je mehr ich auf meinen Körper eingehe, mich damit auseinandersetze, desto besser harmoniere ich auch mit ihm, egal ob im Studio, in der Küche oder sonst wo. Mit der Zeit wird einem automatisch bewusst, was man zu sich nimmt und was man lieber weglässt. All das harte Training bringt nämlich kaum etwas, wenn man die Ernährung nicht darauf abstimmt. Da kann man trainieren und trainieren und wird trotzdem nie die gewünschten Ergebnisse sehen! Zu Beginn habe auch ich mich nicht wirklich um mein Essverhalten gekümmert, ich war dünn und schwach, und es fiel mir extrem schwer, an Masse zuzulegen. Da trotz des vielen Trainings und einer ersten Ernährungsumstellung nichts passierte, machte ich mich im Internet schlau. Ich habe damals intensiv recherchiert und begriffen, dass ich mit Grips und einem Ziel ans Werk gehen musste, nicht bloß intuitiv. Von da an ging es bergauf, weil ich meine Ernährung komplett umgekrempelt habe.

Size, Definition & Shape

Als Fitnessmodel richte ich mich heute nach drei Diäten, wobei ich mich ständig an eine von ihnen halte. So gehe ich schon seit Jahren vor, weil ich stets gute Erfolge damit erzielt habe und weder hungern noch anderweitig leiden muss. Die Ernährungsformen Size, Definition und Shape sind auf alle Trainingsphasen perfekt zugeschnitten und deshalb für Anfänger ebenso geeignet wie für Profis. Genau wie all die Geräte im Gym ist auch meine Ernährung ein wichtiges Tool, mit dem ich erst umzugehen lernen musste. Meine Diäten halte ich möglichst simpel; da brauche ich keine Kalorien zu zählen oder Makronährstoffe zu tracken, ich muss mich auch nicht mit strikten Zeitplänen herumplagen. Die folgende kleine Grafik verschafft euch einen groben Überblick über meine drei Diätformen:

Diäten

Size	Definition	Shape
Muskelphase	Fettverbrennung	Topform halten
High-Carb (Kalorienüberschuss)	Low-Carb (Kaloriendefizit)	High-Carb/Low-Fat (Kalorienunterhalt)

Kurz erklärt, wird bei der Size-Diät Masse aufgebaut, in meinem Fall waren das die ersten vier Trainingsjahre. Da habe ich richtig schön gegessen, satte Weight-Gainers (Ergänzungsmittel zur schnelleren Gewichtszunahme) zu mir genommen und war die ganze Zeit über im Kalorienüberschuss.

Die Definition-Diät nutze ich für den radikalen Fettabbau, um meinen Körper in Topform zu bringen, meist vor Messen, Bühnenauftritten oder Fotoshootings. Wenn man schließlich seine Idealfigur erreicht hat, beginnt man mit der Shape-Diät. Sie ist praktisch das, was ich generell so mache, um meine Figur zu halten und trotzdem qualitativ hochwertig leben zu können. Ein Lifestyle also, den man lange fahren kann, ohne dass man sich selbst zu viel verbietet.

Was meine Ernährung betrifft, agiere ich ziemlich intuitiv, ähnlich wie im Training. Und solange ich mich in meinem Rahmen bewege, weiß ich, dass ich kaum falschliegen kann. Wie ihr bereits wisst, bin ich kein Freund komplizierter Pläne, weshalb ich mir meine eigene Ernährungsphilosophie geschaffen habe, die ich ganz nach meinen Vorstellungen durchziehe. Wie im Gym richte ich mich auch hier nach ein paar

Prinzipien, die einfach zu verfolgen, dabei aber hocheffizient sind: Waage, Spiegel, intuitives Essen, Energie und Hungergefühl.

Die Waage

Mein Gewicht kontrolliere ich in erster Linie mit der Waage. So merke ich, ob ich nach einer gewissen Zeit leichter oder schwerer geworden bin, und stimme sowohl meine Diät als auch das Training darauf ab.

Der Spiegel

Neben der Waage habe ich mit dem Spiegel eine weitere Hilfe zum Beobachten meiner Figur. Ich stelle mich einfach davor und sehe mir genau meine Ergebnisse an: Was fällt mir positiv auf, was negativ? Geht etwas voran? Bin ich zufrieden? Was kann ich noch verbessern?

Intuitives Essen

Beim Essen verlasse ich mich voll und ganz auf das Bauchgefühl. Ich weiß ja ungefähr, wie viel ich am Tag zu mir nehme, und danach richte ich mich dann grob. Ich möchte euch hier auch gar keine grammgenauen Angaben machen, denn jeder Mensch ist unterschiedlich und hat von Tag zu Tag einen anderen Energieverbrauch. Heute habe ich vielleicht den ganzen Tag Volleyball gespielt, gestern habe ich mit der Freundin bzw. dem Freund den ganzen Tag im Bett verbracht, und am Tag zuvor musste ich über 30 Minuten nach Hause laufen, weil ich den Bus verpasst habe. Selbst wenn ich den ganzen Tag vor dem Computer sitze, kann ich nur vage schätzen, wie viel Energie ich tatsächlich verbrauche. Deshalb ist das ganze Tracken, Kalkulieren und Aufschreiben für mich wenig sinnvoll. Schult lieber eure Intuition, geht mehr nach Gefühl und Verstand, den Rest lernt ihr dann ohnehin schnell genug von selbst.

Die Energie

Bin ich müde oder bin ich fit? Die Antwort auf diese Frage hängt unter anderem von meiner Diät ab, denn manchmal ist es einfach so, dass man sich müde und schlapp fühlen muss, wie etwa bei der Definition-Diät. Da ist das ganz normal, denn ich fahre die Kohlenhydrate komplett herunter und befinde mich fast permanent im Kaloriendefizit. Das macht sich natürlich auch im Training bemerkbar, wenn am Ende der Einheit noch Kraft für eine Schicht Cardio da ist oder der Muskel bereits übersäuert (ermüdet) ist. Das sind alles Signale, die ich automatisch berücksichtige, egal bei welcher Diät und ob ich nun aufbaue, definiere oder halte.

Das Hungergefühl

Wer viel Sport treibt, sich gesund ernährt und den Fitnesslifestyle so richtig lebt, der entwickelt mit der Zeit auch ein gesundes Hungergefühl. Diejenigen von euch, die schon länger dabei sind, wissen, wovon ich spreche! Man bekommt einfach keinen Heißhunger mehr auf irgendwelches Junkfood, weil der Körper bereits entgiftet wurde und deshalb nicht mehr danach verlangt. Seid ihr einmal an diesem Punkt angelangt, wisst ihr, dass alles perfekt für euch läuft!

Aufbauen, definieren oder erhalten?

Nach diesen fünf Indikatoren richte ich mich also, um beurteilen zu können, ob ich mit dem, was ich tue, auch Erfolg habe oder nicht. Für mich ist das mehr als ausreichend. Size, Definition und Shape haben allesamt unterschiedliche Schwerpunkte, weshalb die Wichtigkeit der einzelnen Indikatoren immer wieder variiert. Ihr werdet sehen, dass meine Ernährungsphilosophie wirklich leicht anzuwenden ist, sobald ihr euch erst einmal einen kleinen Überblick verschafft habt. Der Rest ist dann nur noch Intuition und Freestyle, also ganz nach meinem Geschmack!

Bleibt nur noch die Frage offen, was ihr nun anpacken wollt: Möchtet ihr definieren, aufbauen oder euren jetzigen Status halten bzw. verbessern? Ich empfehle euch, da einfach ein bisschen zu experimentieren und dann abzuwägen, was euch gerade am besten steht. Wie lange welche Diät durchgezogen wird, ist jedem selbst überlassen; ihr merkt aber schon von selbst, ob es mal wieder Zeit für einen Wechsel wird oder nicht. Mit der Shape-Diät kann ich beispielsweise ein Leben lang fahren, ohne wirklich Abstriche in der Lebensqualität machen zu müssen. Wenn ich von Haus aus ein eher schmächtiger Typ bin und in erster Linie aufbauen will, ist ohne Frage die Size-Diät für mich die richtige. Für die Feinabstimmung ist schließlich die Definition-Diät zuständig, denn sie gibt mir den letzten Schliff. Probiert also aus, was euch gefällt, und ich bin mir sicher, dass ihr bald das Richtige für euch findet!

Ernährungs-Basics – die Bausteine unseres täglichen Essens

Bevor ich euch meine drei Diätformen im Einzelnen vorstelle, gebe ich euch hier noch einmal ein paar nützliche Facts rund um die Bausteine unserer täglichen Ernährung:

KOHLENHYDRATE Der Grundnährstoff kommt hauptsächlich in Pflanzen vor. Kohlenhydrate sind unsere wichtigsten Energielieferanten überhaupt.

EIWEISS (PROTEINE) Eiweiße gehören zu den wichtigsten Bausteinen des menschlichen Körpers – Muskeln, Organe, Blut, Haut und Haare bestehen hauptsächlich aus Eiweiß. Man findet es in tierischen und pflanzlichen Lebensmitteln.

FETT Dieser Grundnährstoff und energiereichste Nahrungsbaustein ist auch ein Geschmacksträger. Er ist für die Aufnahme von fettlöslichen Stoffen wie Vitamin A, D, E und K zuständig und verlängert das Sättigungsgefühl nach dem Essen.

BALLASTSTOFFE Sie erzeugen ein lang anhaltendes Sättigungsgefühl, da sie viel Volumen im Magen beanspruchen und gleichzeitig die Verdauung anregen.

SEKUNDÄRE PFLANZENSTOFFE Sie erfüllen wichtige Schutzfunktionen im Körper. Ein Teil der gesundheitsfördernden Wirkung von Obst und Gemüse wird auf diese bioaktiven Substanzen zurückgeführt.

MAGNESIUM Dieser lebenswichtige Mineralstoff ist vor allem für die gesunde Muskelfunktion notwendig.

KALIUM Der Mineralstoff spielt eine wichtige Rolle für unsere Nerven und Muskeln.

KALZIUM Dieser Mineralstoff ist vor allem wichtig für den Knochenstoffwechsel, aber auch für unsere Muskeln, Nerven und die Blutgerinnung.

EISEN Es ist an vielen Prozessen im menschlichen Organismus beteiligt, etwa am Sauerstofftransport oder an der Speicherung von Sauerstoff in der Muskulatur.

VITAMIN C Das Vitamin regt den Stoffwechsel an, wodurch wir mehr Fett verbrennen können. Gerade bei körperlicher Betätigung wird ein erhöhter Bedarf an Vitamin C angenommen.

VITAMIN E Dieses Vitamin gehört zu den Antioxidanzien; es schützt die Zellen vor freien Radikalen.

B-VITAMINE Auch die B-Vitamine sind Radikalfänger und wirken stoffwechselaktivierend. Sie sind hilfreich bei der Stärkung des Immunsystems und besonders gut für Haare, Nägel und Haut.

OMEGA-3-FETTSÄUREN Sie regen die Fettverbrennung an und haben eine vorbeugende Wirkung bei Arteriosklerose und Herzkrankheiten.

Die Size-Diät – Muskelaufbau

Gerade in den Anfangszeiten ist die Size-Diät eine große Hilfe, mit ihr hat das Bodybuilding für mich eigentlich erst richtig begonnen. Bei dieser Diät geht es darum, an Gewicht zuzulegen, sprich Masse aufzubauen, weshalb man diese Zeit auch als Massephase bezeichnet. Der Vorteil an der Diät ist, dass man immer schön satt ist, da man ständig mehr isst, als man tatsächlich verbraucht.

Allerdings werden sich die meisten von euch nicht immer sicher sein, ob sie nun aufbauen oder vielleicht doch definieren sollen. Wenn ihr also der Typ seid, der etwas zu viel Fett am Bauch hat und dort gern ein Sixpack sehen würde, also nicht so wirklich zufrieden ist mit seiner Figur, dann ist die Size-Diät erst einmal nichts für euch. Dabei werdet ihr nämlich kein Fett verbrennen und so auch den KFA (Körperfettanteil) nicht reduzieren, da ihr ja sonst das Prinzip dieser Diät total verfehlen würdet. Falls ihr allerdings Muskeln aufbauen wollt, viel Gewicht zunehmen und generell stärker werden möchtet, dann seid ihr hier auf jeden Fall richtig!

Ich selbst brachte zu Beginn bloß 62 Kilo auf die Waage, war also recht schmächtig und hatte kaum Power. Aus diesem Grund wollte ich auch unbedingt an Masse zulegen, um irgendwie Muskeln aufzubauen. Ernährungstechnisch habe ich damals fast alles falsch gemacht, was man nur falsch machen kann. Gerade deswegen habe ich viel daraus gelernt und werde deshalb versuchen, euch dieselben Mühen zu ersparen!

Die einfachste der drei Diätformen

Die Massephase ist wohl die einfachste aller drei vorgestellten Diäten. Ihr braucht euch nicht unendlich viele Gedanken zu machen, Hauptsache, ihr esst gesund und genug.

Falls es mit dem Zunehmen bei euch nicht gleich klappen sollte, versucht, bei jeder Mahlzeit einen Teller mehr zu essen, auch wenn ihr schon satt seid und das Hungergefühl bereits verflogen ist. Damit erreicht ihr rascher einen Kalorienüberschuss, da ihr ständig mehr esst, als ihr verbrennt. Mir kam es damals so vor, als würde ich essen und essen, ohne zuzulegen, was auch tatsächlich der Fall war. Das Problem war schlicht, dass ich zu wenig gegessen hatte! Zu dieser Erkenntnis bin ich aber erst nach einer langen Phase des Testens und Experimentierens gelangt; danach konnte ich dann endlich erfolgreich durchstarten.

Was habe ich während der Size-Diät konkret gegessen? Meine Kost bestand größtenteils aus Carbs (Kohlenhydraten) wie Reis, Kartoffeln und Brot. Kohlenhydrate sind essentiell, da sie reichlich Kalorien liefern und der Körper damit wertvolle Energie erzeugen kann. Eine große Beilage hatte ich also immer auf dem Teller, dazu empfehle ich eine kleine bis mittlere Portion Eiweiß, vielleicht ein Stück Fleisch oder Fisch, ebenso gut sind aber auch Eier oder Magerquark. Und auch die »guten« Fette sind wichtig, auf die man keinesfalls verzichten sollte. Sie sind beispielsweise in Nüssen und Avocados enthalten, doch auch ein bis zwei Esslöffel Olivenöl erledigen diesen Job. Fette, Proteine (Eiweiß) und Kohlenhydrate fasst man in der Ernährungswissenschaft als Makronährstoffe – »Makros« – zusammen. Sie sind für unsere Ernährung unumgänglich, weil der Körper ohne sie gar nicht in der Lage ist, Energie zu erzeugen. Neben den üblichen Mahlzeiten empfehle ich euch dringend, euch einen Weight Gainer zu besorgen, den ihr jeden Tag zu euch nehmt. Entweder ihr mixt euch selbst einen zusammen, mit möglichst viel Kalorien – am besten über 1000 Kilokalorien pro Portion! –, oder ihr kauft euch ein passendes Supplement. Das bleibt euch überlassen. Ein Supplement ist natürlich praktischer, da ihr es einfach zusammenmischt, trinkt und fertig; ich persönlich greife trotzdem lieber zu einem selbstgemachten Shake.

»Lean Bulk« – sauber aufbauen

Zeitlich gesehen erstreckt sich die Massephase über einen längeren Zeitraum, bei mir waren es ganze vier Jahre. Ein wichtiges Thema in diesem Zusammenhang ist »Lean Bulk«, eine fettfreie Gewichtszunahme. Leider praktizieren viele Trainierende und Bodybuilder »Dirty Bulk«, sie bauen also dreckig auf. Sie essen oft sehr viel und unkontrolliert, weshalb sie auch stark im Kalorienüberschuss sind und dadurch schneller aufbauen als normal. Der Nachteil dabei ist allerdings, dass sie in erster Linie Fett ansetzen, was ja irgendwann mal wieder runter muss, spätestens in der Definitionsphase. In ihrem Fall dauert das Prozedere dann natürlich länger als sonst, wodurch die Diät um einiges aggressiver ausfällt und es zu einem enormen Muskelverlust kommen kann. Ihr seht also, dass ihr mit »Dirty Bulk« bestimmt einige Extrarunden drehen müsst! Ich empfehle deshalb, nur sauber aufzubauen, das habe ich auch getan, und letztlich hat alles gut geklappt. Man muss nur ein bisschen Geduld haben.

Vermeidet vor allem Müll wie Fast Food und Süßigkeiten. Wenn ihr trotzdem mal einen Cheat-Day oder eine Cheat-Mahlzeit einlegen wollt, um ein bisschen zu sündigen, dann lieber mit Nahrungsmitteln, die zum Großteil aus Kohlenhydraten oder Eiweiß bestehen und nicht aus Fett. Fett als Hauptnahrungsquelle weist nämlich deutlich mehr Kalorien auf, wodurch man leicht übertreiben und in einen zu starken Kalorienüberschuss kommen kann. Ich selbst habe stets im Grammbereich aufgebaut, vielleicht um die 100 bis 200 Gramm in der Woche, also wirklich minimal. Manchmal habe ich auch ein, zwei Wochen gar nichts zugelegt und einfach nur abgewartet.

Die Maximalgrenze beim Muskelaufbau wird allgemein auf etwa ein Kilo im Monat geschätzt. Das ist aber eine ganz vage Angabe und wirklich nur zur groben Orientierung gedacht. Gerade am Anfang der Size-Diät baut man ungemein schnell auf; achtet deshalb darauf, nicht mehr als 500 Gramm pro Woche zuzulegen. Wenn ihr darüberkommen solltet, reduziert auf jeden Fall eure Kalorien! Bei der Size-Diät ist speziell die Waage unser bester Freund. Je nachdem, ob ihr mit dem Gewicht nach oben oder unten geht, müsst ihr eure Diät anpassen. Nutzt auch die anderen Indikatoren aus: Seht öfter mal in den Spiegel oder geht nach eurem Hungergefühl.

Gesund in den Kalorienüberschuss
Esst vor allem Dinge, die viele Kalorien haben, aber wenig Volumen im Magen einnehmen.

Brokkoli etwa eignet sich da nicht so gut, weil er kalorienarm ist und trotzdem viel Platz im Bauch braucht. Ihr müsst deshalb nicht ganz auf ihn verzichten, mehr als eine kleine Beilage sollte er allerdings nie ausmachen. Esst auf alle Fälle weiterhin Gemüse, da es euch mit wichtigen Mikronährstoffen wie Vitaminen, Mineralien und Spurenelementen versorgt. Der Fokus bleibt trotzdem eindeutig auf den Kohlenhydraten und Proteinen. Kohlenhydrate findet ihr in Reis, Kartoffeln, Süßkartoffeln, Nudeln, Brot und vielem mehr. Da ich ein großer Obstliebhaber bin, empfehle ich überdies, noch ein paar Bananen oder einen Obstsalat in eure Diät einzubauen. Das geht immer, weil gerade im Obst viel Fruchtzucker und somit Kohlenhydrate stecken, was beim Gemüse nicht unbedingt der Fall ist.

Wie wisst ihr nun aber, dass ihr mehr esst, als ihr verbrennt? Wie wisst ihr, ob ihr tatsächlich im Kalorienüberschuss seid? Abgesehen von den fünf genannten Indikatoren solltet ihr zunächst immer einen Teller mehr essen, als euer Hungergefühl euch sagt. Macht das eine ganze Woche lang, nicht bloß einen oder zwei Tage, und kontrolliert dann euer Gewicht. Das ist ein sehr guter Einstieg in diese Diät, und solange ihr euch gesund ernährt und nicht zu schnell zunehmt, kann nicht viel schiefgehen.

Was das Krafttraining angeht, so bleibt alles gleich. Nur beim Ausdauertraining solltet ihr euch bei der Size-Diät etwas zurückhalten. Gesundheitlich gesehen bietet Cardio wichtige positive Aspekte für Herz und Kreislauf; indirekt hilft es aber auch beim Definieren, weil wir dabei Kalorien verbrennen, was wir bei der Size-Diät ja gerade nicht wollen. Ein bisschen Cardio in der Massephase kann also nicht schaden, so notwendig wie in der Definitionsphase ist es jedoch nicht. Wenn ihr Cardio in der Massephase betreibt, solltet ihr neben dem Training einfach noch etwas mehr essen bzw. euch mehr Kalorien zuführen. Aber denkt immer daran: Hauptsache, ihr fühlt euch wohl!

Size-Diät – die Gerichte

Ihr findet nun ein paar Vorschläge von mir für Gerichte in der Massephase, die nach Frühstück, Mittag- und Abendessen geordnet sind. Da ich aber kein gelernter Koch bin, ist bei den einzelnen Gerichten kein genaues Rezept angegeben, dafür aber die wichtigsten Zutaten mit einigen Infos, die für euch als Sportler und Bodybuilder wesentlich sind. Ideen für die Zubereitung der Gerichte könnt ihr euch jederzeit aus dem Internet holen – oder ihr werdet einfach selbst kreativ!

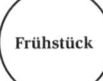

Frühstück

Size-Gericht 1: **BERRYLICIOUS BOWL**

BANANEN Die Früchte enthalten viel Zucker, der uns schnell Energie liefert, und leichtverdauliche Kohlenhydrate. Außerdem sind Bananen reich an Magnesium und Kalium.

BEERENMISCHUNG Frische oder auch tiefgekühlte Beeren enthalten eine Vielzahl an sekundären Pflanzenstoffen wie z. B. Flavonoide und Anthocyane. Diese wirken antioxidativ, entzündungshemmend und blutdruckregulierend.

FETTARME MILCH Sie ist eine sehr gute Eiweißquelle, da sie wenig Fett und viel Einfachzucker enthält, was sie zu einem guten Energielieferanten macht.

HAFERFLOCKEN Das Getreide liefert viel Energie und enthält zudem reichlich Ballaststoffe – gut für die Verdauung – sowie pflanzliches Eiweiß – gut für den Muskelaufbau.

WALNÜSSE Die Nüsse haben einen besonders hohen Gehalt an Omega-3-Fettsäuren und sind zudem reich an Vitamin E. Sie sind deshalb eine hervorragende Eiweißquelle.

WHEY-PROTEINPULVER Dieses Nahrungsergänzungsmittel ist ein effektives Supplement, um das Muskelwachstum gezielt zu steigern.

ZIMT Das Gewürz ist vor allem reich an sekundären Pflanzenstoffen, hat eine positive Wirkung auf den Blutzuckerspiegel und fördert zudem den Fettabbau.

TIPP Ihr könnt die fettarme Milch im Müsli auch durch Mandelmilch ersetzen.

Letztere enthält nämlich keinen Milchzucker, dafür aber B-Vitamine, Vitamin C und E sowie Magnesium, Kalzium, Eisen und Kalium.

Size-Gericht 2: ## PUTENBRUST MIT BOHNEN UND REIS

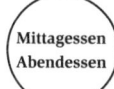

Mittagessen
Abendessen

BRAUNER REIS Der ungeschälte Naturreis ist ein wichtiger Energielieferant. Er enthält komplexe Kohlenhydrate, kaum Fett und relativ viel Eiweiß für den Muskelaufbau. Außerdem beinhaltet er Ballast- und Mineralstoffe wie Magnesium und Kalium, Eisen, Zink sowie Vitamin E und besonders viele B-Vitamine.

KIDNEYBOHNEN Die Bohnen enthalten viel pflanzliches Protein und viele Ballaststoffe. Sie sind ausgesprochen fettarm und reich an Magnesium.

OLIVENÖL Das Öl weist viele ungesättigte Fettsäuren auf, die das Gesamtcholesterin senken. Es ist darüber hinaus für einen hohen Gehalt an Vitamin E und Polyphenolen bekannt; Letztere dämmen das Entstehen von Entzündungen ein.

PUTENBRUST Das zarte Fleisch dient uns als wichtiger Eiweißlieferant, da es einen hohen Eiweißgehalt, aber wenig Fett aufweist.

ZUCCHINI Das Gemüse hat sehr wenig Kalorien, dafür einen hohen Gehalt an Kalzium, Magnesium, Eisen, B-Vitaminen und Vitamin C.

TIPP
Statt Reis könnt ihr auch Quinoa (siehe Shape-Gericht »Hähnchen mit Quinoa«, S. 143) verwenden. Das Getreide ist eine der besten pflanzlichen Eiweißquellen überhaupt und gilt als ausgezeichneter Lieferant von Magnesium, Eisen und Vitamin E.

Size-Gericht 3: ## HÄHNCHEN AUF PILZ-PASTA

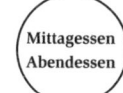

Mittagessen
Abendessen

CHAMPIGNONS Die Pilze sind ein ausgesprochen kalorienarmes Nahrungsmittel. Sie enthalten gut doppelt so viel Eiweiß wie andere Gemüsesorten und besitzen darüber hinaus wichtige B-Vitamine sowie Kalium und Ballaststoffe.

GEWÜRZE Das A und O in jedem Gericht ist nichts anderes als sekundäre Pflanzenstoffe. Sie versorgen unseren Körper mit zahlreichen wertvollen Inhaltsstoffen:

Flavonoide stimulieren das Immunsystem, Bitter- und Scharfstoffe regen den Magen-Darm-Trakt an.

PFEFFER Das im Pfeffer enthaltene Piperin senkt unseren Blutdruck, fördert die Verdauung und wirkt sich günstig auf den Fettstoffwechsel aus.

SALZ Salz ist für unseren Körper lebenswichtig, zu viel davon schadet ihm allerdings. Deshalb sollte man damit in der Küche sparsam und bewusst umgehen.

KNOBLAUCH Dieses Lauchgewächs stabilisiert den Blutdruck und wirkt zudem antibakteriell.

PETERSILIE Das Kraut hilft bei Verdauungsstörungen und regt auch die Harnorgane an.

HÄHNCHENBRUST Das Fleisch enthält wenig Fett und ist reich an tierischem Eiweiß – eine super Sache für den Muskelaufbau.

NUDELN Die beliebte kohlenhydratreiche Beilage führt dem Körper schnell Energie zu.

TIPP Ich persönlich ersetze gern weiße Nudeln durch Vollkornnudeln. Sie weisen einen höheren Mineralstoff- und Vitamingehalt auf und machen aufgrund ihres hohen Ballaststoffanteils auch länger satt.

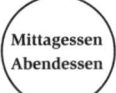

Mittagessen Abendessen

Size-Gericht 4: **BULK-UP-LACHS MIT FRISCHKÄSE**

FETTARMER FRISCHKÄSE Der Käse besitzt sehr wenig Fett, ist dafür aber eine gute Eiweißquelle und reich an Kalzium.

GEWÜRZE Siehe Size-Gericht 3, »Hähnchen auf Pilz-Pasta« (S. 125)

KARTOFFELN Sie bestehen aus viel Wasser und eignen sich gut für eine bewusste Ernährung – solange sie mit wenig Fett zubereitet werden. Kartoffeln enthalten wertvolle Mineralien wie etwa Magnesium, Kalium, Kalzium und Eisen – für den Zellaufbau und zahlreiche andere Stoffwechselfunktionen – und sind besonders reich an Vitamin C sowie an B-Vitaminen.

LACHS Dieser Fisch weist einen hohen Anteil an muskelaufbauendem Eiweiß auf und ist reich an Omega-3-Fettsäuren.

VOLLKORNBROT Das Brot hat viele Ballaststoffe und komplexe Kohlenhydrate sowie B-Vitamine, Mineralstoffe und Antioxidanzien.

Size-Gericht 5: ## GARNELEN MIT SÜSSKARTOFFELN

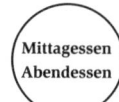

Mittagessen
Abendessen

AVOCADO Die Frucht liefert doppelt so viel Energie wie eine Banane und ist reich an ungesättigten Fettsäuren, darunter Linolsäure, die beispielsweise die Fettverbrennung unterstützt. Eine wahre Vitaminbombe!

KAROTTEN Das Gemüse hat einen niedrigen Kaloriengehalt, weist dafür aber viele wertvolle Vitamine, Mineralien und Ballaststoffe auf. Des Weiteren sind Karotinoide, ein natürlicher Farbstoff, und sekundäre Pflanzenstoffe enthalten, was die antioxidative Wirkung der Karotte erklärt.

GARNELEN Sie enthalten viel Eiweiß sowie ungesättigte Fettsäuren.

SÜSSKARTOFFELN Das Gemüse hat zwar ein wenig mehr Kalorien als »normale« Kartoffeln, ist dafür aber reich an Vitamin A und Betacarotin.

ZITRONE Die Zitrusfrucht enthält viel Vitamin C und regt den Stoffwechsel an, wodurch wir wiederum mehr Fett verbrennen können.

Die Definition-Diät – Fettverbrennung

Die Definition-Diät kommt immer dann zum Einsatz, wenn ich meine Topform erreichen möchte, was meist vor Bühnenauftritten oder Fotoshootings der Fall ist. Auf diese Diät bin ich ganz besonders stolz, weil ich sie selbst entwickelt und lange dafür gebraucht habe, um sie zu optimieren. Hier stecken also enorm viel Wissen und persönliche Erfahrung drin, wobei ich mir das Grundprinzip bei den Diäten Low-Carb und Carb-Cycling abgeschaut habe.

Im Gegensatz zur Size-Diät ist die Definition-Diät nicht für Leute gedacht, die unbedingt Masse aufbauen wollen. Sie ist vielmehr auf die Definitionsphase zugeschnitten, in der es darum geht, den Body optimal aufzutrimmen. Das Wichtigste neben der Fettverbrennung ist es, die bestehende Muskelmasse beizubehalten!

Man befindet sich dabei ständig im Kaloriendefizit, wobei es nicht darum geht, wenig, sondern richtig zu essen. Meine Methode vereinfacht euch das, wieder ganz ohne Kalorien zu zählen oder Makros zu tracken. Allgemein empfehle ich, diese Diät eher kurz und gezielt anzuwenden, also ein paar Wochen oder Monate lang, nicht über Jahre hinweg.

Effektives Fatburning

Ich habe die Definition-Diät schon oft gemacht, sie hat mir bislang immer gute Erfolge beschert. Sie ist zwar nicht die einfachste Diät, dafür aber äußerst effektiv, was die Fettverbrennung betrifft. Bei dieser Low-Carb-Diät werden Kohlenhydrate auf ein Minimum reduziert, wohingegen Eiweißmengen hochgeschraubt werden – ihr könnt also so viel Gemüse essen, wie ihr wollt, da es kaum bis gar keine Carbs enthält.

Und wie bei der Carb-Cycling-Diät »manipuliere« ich meinen Körper mit Hilfe von Kohlenhydraten, ohne ihm dabei zu viel davon zuzuschießen. Ich lasse Carbs also bewusst weg und füge sie immer wieder gezielt ein, ganz nach Logik und Gefühl.

Kann ich Kohlenhydrate nicht einfach komplett weglassen? Nein. Grob erklärt sind sie unser Hauptenergielieferant. Falls wir genügend Carbs im Körper haben, bedient er sich ihrer zuerst und wandelt sie in Energie um. Falls jedoch keine Kohlenhydrate mehr vorhanden sind, geht's an die Fettreserven. Auch aus ihnen, ebenso wie aus Proteinen, kann der Körper Energie gewinnen, allerdings mühsamer und deutlich weniger. Für den Körper ist es deshalb am einfachsten, Kohlenhydrate zu verbrennen, weswegen er nur in Notzeiten zum Fett greift.

Wenn ich nach ein paar Tagen dann wirklich unten bin mit den Carbs, also kaum bis gar keine Kohlenhydrate mehr in mir habe, komme ich in den Zustand der Ketose oder Ketosis. Den kennt unser Körper aus den Urzeiten, als die Menschen noch als Jäger und Sammler lebten. Es findet dabei ein Stoffwechsel statt, d. h., der Körper stellt sich um und fängt nun eben an, die überschüssigen Fettreserven zu verbrennen, um sich so die nötige Energie zu holen. Und genau das kommt uns bei der Definition-Diät zugute! Das ziehe ich einfach ein paar Tage durch, bis ich mich komplett flach und leer fühle und keine Kraft mehr fürs Training aufbringe. Dann weiß ich, dass nun ein Re-Feed-Day (Ladetag) ansteht, zu dem ich gleich noch komme.

Was, wann und wie oft essen?

Ich persönlich nehme drei bis vier Mahlzeiten am Tag zu mir, nicht mehr, egal bei welcher Diät. In der Ketosis stellt der Körper auf einen Fettstoffwechsel um, was bedeutet, dass wir nun mehr Fett zu uns nehmen können. Um euch ein grobes Beispiel zu nennen: Ihr könnt ohne Bedenken um die 100 Gramm Fett am Tag essen – was natürlich je nach Gewichtslage unterschiedlich ist –, dazu nehme ich noch über 200 Gramm Eiweiß zu mir. Nicht unbedingt, weil ich jetzt so viel Eiweiß für den Muskelaufbau brauche, sondern weil ich schlichtweg die Kalorien benötige. Diese große Eiweißzufuhr hilft mir auch sicherzustellen, dass ich meine Muskeln mit genügend Nährstoffen versorge, um den Muskelabbau während der Diät möglichst gering zu halten.

Durch das Defizit an Kohlenhydraten bezieht der Körper seine Kalorien wie gesagt primär durch Fette und Eiweiß, was auch noch den positiven Nebeneffekt hat, dass er etwas Muskeln aufbaut und dabei automatisch die Muskeln schützt. Die Fette fördern zudem die Potenz, sind gut für den Hormonhaushalt und kurbeln auch die Produktion von Testosteron an. Um das alles auch in Schwung zu halten, gönne ich mir an den Re-Feed-Days einen Haufen Kohlenhydrate, die mich mit reichlich Energie und neuer Motivation versorgen.

Re-Feed-Days – die Kohlenhydratspeicher wieder füllen

Am Re-Feed-Day lade ich mich wortwörtlich wieder auf, d. h., ich esse richtig viele Kohlenhydrate und putsche so meinen Körper für kurze Zeit auf, wodurch er fleißig Energie erzeugt. Kohlenhydrate werden neben der Leber vor allem im Muskel gespeichert, dem sogenannten Glykogenspeicher, der für die Muskelkontraktion zuständig ist – unsere Haupttätigkeit im Gym. Ich spreche deshalb auch gern von einem flachen Gefühl, wenn der Glykogenspeicher leer wird, da ich mich dann wirklich flach und kraftlos fühle. Das macht sich übrigens auch im Spiegel bemerkbar: Man denkt von Zeit zu Zeit, man hätte Masse abgebaut, nur weil der Muskel nicht mehr so prall und füllig aussieht. Das ist aber bloß eine optische Täuschung! Sobald man dem Körper nämlich wieder Carbs zuführt und den Glykogenspeicher auffüllt, sieht alles so aus, wie's aussehen soll.

Dadurch, dass der Muskel in diesem Zustand weniger Volumen hat, herrscht eine andere Fettverteilung im Körper, und es fühlt sich alles weicher an als sonst – so, als würde das ganze Fett unter der Haut umherschwabbeln. Wenn ich dann meinen Bauch anfasse, passt das so gar nicht, da ich ja genau das Gegenteil erwarte – es sollte alles straffer und härter sein. Mittlerweile weiß ich aber, dass dies genau der Zustand ist, den wir wollen! Hier machen wir nämlich die größten Fortschritte: Der Körper verbrennt wie verrückt Fett, und das wirft uns einfach nur vorwärts. Deswegen würde ich mir da auch keine allzu großen Gedanken machen. Ganz im Gegenteil: Sobald dieser Zustand eintritt, wissen wir, dass es funktioniert und wir auf dem richtigen Weg sind.

Der konkrete Ablauf

Ich gehe immer zwei bis fünf Tage lang low, bis ich richtig unten bin mit den Kohlenhydraten, beinahe auf null. Danach kommt ein Re-Feed-Day, an dem ich mir dann alles gönne, was Kohlenhydrate hat: Pasta, Kartoffeln, Süßkartoffeln, Brot, Früchte, Reis, Reiswaffeln und dergleichen mehr. Am Re-Feed-Day achte ich auch sehr darauf, dass ich keine Fette zu mir nehme, und wenn, dann nur wenige und gesunde, maximal 20 bis 30 Gramm. Dazu gesellt sich bloß eine kleine Portion Eiweiß, da ich mir die meisten Proteine durch den Reis und die Pasta hole, die ebenfalls hohe Eiweißmengen aufweisen.

Nach dem Re-Feed-Day lege ich einen moderaten Low-Carb-Day ein. Das bedeutet: Ich nehme weiterhin Kohlenhydrate zu mir, allerdings in sehr reduzierter Form. Meine Mahlzeiten peppe ich vielleicht mit zwei, drei Scheiben Brot auf, oder ich esse morgens eine kleine Portion Haferflocken mit Mandelmilch. Das mache ich normalerweise einen bis zwei Tage, bevor es dann wieder Richtung null Carbs geht. In der Ketosis fahre ich die Kohlenhydrate also wieder komplett herunter und esse ausschließlich Gemüse, Eiweißprodukte und gute Fette. Gemüse hat oft viel Volumen, jedoch wenig Kalorien, weshalb man sich damit immerzu den Bauch vollschlagen kann. Selbst wenn es kaum bis gar keine Kohlenhydrate enthält, beliefert es unseren Körper dennoch für einen längeren Zeitraum mit Energie. Ähnlich verhält es sich auch mit dem Eiweiß: Wir können so viele Eier, so viel Fisch und Fleisch essen, wie wir wollen – nur auf die Kohlenhydrate müssen wir achtgeben! Viele Diäten funktionieren nach dem radikalen Prinzip, alle Lebensmittel zu reduzieren, um ein Kaloriendefizit zu erreichen. Das macht mir aber keinen Spaß, lieber lasse ich eine Sache komplett weg und esse dafür von anderen Dingen mehr, anstatt eine Model-Diät zu machen, bei der ich ständig hungrig und unzufrieden bin.

Das sollte auf dem Speiseplan stehen
Beim Einkauf solltet ihr darauf achten, nur Produkte mit wenig Kohlenhydraten zu besorgen. Am besten schaut ihr einfach auf die Packung, auf der in der Regel alle Angaben stehen. Ich würde auch empfehlen, Milchprodukte komplett wegzulassen, ausgenommen vielleicht Dinge wie Harzer Käse, der super Nährstoffe und wenig Carbs aufweist. Und warum keine Milchprodukte? Dort versteckt sich die Laktose (Milchzucker) und damit Kohlenhydrate. Greift lieber zu Eiern, die schmecken gut und sind schnell ins Gemüse gemischt oder als Omelett zubereitet, zu dem ihr ruhig auch mageren Schinken geben könnt, und schon habt ihr eine feine Mahlzeit. Das Eigelb enthält sehr gute Fettsäuren, Vitamine und Mineralien und versorgt uns mit reichlich Kraft und Energie. Auch Früchte weisen Kohlenhydrate auf, weshalb man allerdings nicht völlig auf sie verzichten muss. Während der Re-Feed- und moderaten Low-Carb-Days esse ich gern ein paar Waldfrüchte wie z. B. Heidelbeeren und Erdbeeren, die haben nicht so viele Kohlenhydrate wie andere Früchte und liefern uns wichtige Mikronährstoffe wie Vitamine, Mineralien und Antioxidanzien.

Der Körper braucht Zeit zur Umstellung

Für die Anfänger unter euch, die zum ersten Mal definieren oder nicht viel Erfahrung mit Fitnessdiäten und Bodybuilding haben, empfehle ich, zunächst mit einer moderaten Low-Carb-Diät zu beginnen. Ihr esst dabei nur wenig Kohlenhydrate bzw. reduziert sie auf ein Minimum. Eure Mahlzeiten bestehen somit nur noch aus Eiweiß und Fetten, mit einer kleinen Portion Kohlenhydrate als Beilage, etwa in Form von ein bis zwei Scheiben Toast am Morgen. Die Aufnahme der Kohlenhydrate ist natürlich auch am Abend möglich, sofern ihr tagsüber keine Carbs esst. Reduziert sie, so weit ihr könnt, und ihr erreicht schon bald den gewünschten Fatburneffekt!

Diejenigen, die schon einmal eine Diät gemacht haben, gut aufgebaut sind oder einfach nur Resultate sehen wollen, können direkt in die Definition-Diät einsteigen. Ihr legt am besten gleich mit den moderaten Low-Carb-Days los und geht mit den Kohlenhydraten langsam Richtung null, jedoch nie auf einen Schlag. Ich persönlich esse an den ersten Tagen zunächst weniger Carbs und gebe dem Körper Zeit für die Umstellung, bevor ich richtig loslege.

Achtung beim Thema Definition-Diät und Waage! Sie ist nicht mehr unser bester Freund wie in Zeiten der Size-Diät, denn sie wird uns jetzt öfter mal täuschen. Am Re-Feed-Day etwa nimmt man viel zu, da der Körper zusätzlich Wasser speichert, das wir dann während der Low-Carb-Days verlieren. Dabei werden wir natürlich auch wieder leichter. Der Gewichtsverlust muss nicht gleich bedeuten, dass ihr Fettgewebe verliert oder allgemein Körpermasse abbaut. Ganz misstrauen dürft ihr der Waage aber auch nicht. Solange ihr jedoch nicht komplett vom Kurs abweicht, solltet ihr der Diät mehr Zeit geben und gelassen bleiben.

Anabol und katabol

Wie ihr während der Diät abnehmt, ist von Typ zu Typ unterschiedlich. Generell gilt: Je gemächlicher ihr sie durchzieht, desto mehr Muskelmasse behaltet ihr und desto länger bleibt ihr im anabolen Zustand, also im Aufbau. Das Gegenteil davon ist der katabole Zustand, der Abbau. Und im katabolen Zustand baut ihr nicht bloß Fettgewebe, sondern eben auch Muskelmasse ab. Übergewichtigen Menschen empfehle ich trotzdem, erst einmal an die Fettreserven zu gehen, Muskelmasse hin oder her; das Abnehmen steht bei euch ganz klar im Vordergrund! Die Definition-Diät könnt ihr auch länger durchführen, nicht bloß ein oder zwei Monate. Durch die regelmäßigen Re-Feed-Days ist sie nämlich keinesfalls ungesund.

Wenn jemand bloß kurz definieren möchte, um für den Sommer vielleicht ein Sixpack rauszuholen, reicht auch ein Monat oder gar weniger aus. Ich etwa bin schon nach zwei Wochen richtig hart und trocken, allerdings bin ich ja auch nicht übergewichtig, und mein KFA ist nicht gerade hoch. Wenn ich Low-Carb fahre, verliere ich zwischen 500 Gramm und einem Kilo pro Woche. Wenn jemand fünf Kilo im Monat verliert, ist das also noch im Rahmen, bei zehn Kilo würde ich mir allerdings ernsthafte Gedanken machen.

Was Supplements, also Nahrungsergänzungsmittel, betrifft (siehe dazu auch S. 144), empfehle ich Omega-3-Fettsäuren und Grünteeextrakt-Kapseln. Grünteeextrakt ist sehr gut für die Energieerzeugung, und die braucht ihr bei dieser Diät unbedingt. Er ist aber auch gut für die Fettverbrennung, für den Schutz unseres Immunsystems, die Knochendichte, unsere Haut und vieles mehr. Einen Eiweißshake oder Ähnliches braucht ihr nicht unbedingt, da ihr sowieso genügend Eiweiß durch andere Produkte einnehmt. Falls ihr dennoch einen Eiweißshake trinken wollt, lege ich euch ganz besonders ungesüßte Mandelmilch ans Herz. Die trinke ich täglich in der Definitionsphase, weil sie einfach lecker schmeckt und nicht so langweilig ist wie Wasser; außerdem hat sie wenig Kalorien und Kohlenhydrate.

Ausdauertraining als Joker

Zum Abschluss mache ich noch einen kleinen Abstecher zum Thema Training, da Cardio ein ganz wesentlicher Faktor bei der Definition-Diät ist. Ausdauertraining empfehle ich zwischen 3- und 5-mal in der Woche, am besten direkt nach dem Krafttraining, falls ihr alles innerhalb einer Session durchführt. Krafttraining deshalb zuerst, weil ihr so anständig warm werdet und euch dann voll aufs Cardio konzentrieren könnt. Die Fettverbrennung fängt nämlich erst an, wenn ihr richtig aufgewärmt seid, vorher tut sich nicht sonderlich viel. Manchmal gehe ich auch morgens einfach nur joggen und erst abends ins Krafttraining – Hauptsache, ich mache mein Cardio und verbrenne viele Kalorien. Der Fokus bei der Definition-Diät liegt ganz klar auf der Fettverbrennung sowie dem Halten der bestehenden Muskelmasse. Ich empfehle deshalb pro Einheit etwa 30 Minuten Cardio und zuvor etwa 30 bis 45 Minuten

Krafttraining. Ob ihr anschließend noch Dehn- und Mobilitätsübungen macht, ist euch überlassen; ich bin ein großer Fan davon, unabhängig von der Diät.

Cardio ist für mich ein Tool, das ich während der Diät quasi als Joker einsetze. Wenn ich es regelmäßig durchziehe, schaffe ich mir einen größeren Spielraum beim Essen. Cardio erfordert vergleichsweise weniger Kraft als etwa Gewichtheben, macht aber auch nicht ganz so viel Spaß, weil es in der Regel recht monoton ist. Ich ziehe es, wie bereits erwähnt, gern morgens auf leeren Magen oder direkt nach dem Krafttraining durch. Anschließend komme ich nach Hause, da ist seit dem Aufstehen auch schon einiges an Zeit vergangen, und ich bin bereits aktiv gewesen. So spare ich mir ein paar Stunden, in denen ich nichts esse, um später dafür richtig reinschaufeln zu können. Außerdem habe ich irgendwie das Gefühl – obwohl das absolut nicht wissenschaftlich belegt ist –, dass ich beim Cardio auf leeren Magen mehr Fett verbrenne.

Definition-Diät – die Gerichte

Auch für die Definition-Diät habe ich euch ein paar einfache, leckere und vor allem gesunde Gerichte zusammengestellt, was euch den Start in diese Phase erleichtern soll.

Definition-Gericht 1: **OMELETT MIT GEMÜSE UND MANDELN, DAZU HARZER KÄSE**

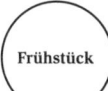

Frühstück

CHAMPIGNONS Die Pilze sind eine gute Quelle für Eiweiß, B-Vitamine und Ballaststoffe.

CHERRYTOMATEN Das Gemüse besitzt einen hohen Gehalt an Vitamin C, Kalium, Ballaststoffen und sekundären Pflanzenstoffen wie Karotinoiden.

EIER Sie weisen die höchste Proteinqualität auf, die je ein Lebensmittel erreichen kann.

GEWÜRZE Generell haben Gewürze viele Mineralstoffe und kaum Kalorien.

PFEFFER Das im Pfeffer enthaltene Piperin senkt unseren Blutdruck, fördert die Verdauung und wirkt sich günstig auf den Fettstoffwechsel aus.

SALZ Salz ist für unseren Körper lebenswichtig, zu viel davon schadet ihm allerdings. Deshalb sollte man damit in der Küche sparsam und bewusst umgehen.

PETERSILIE Das Kraut hilft bei Verdauungsstörungen und regt auch die Harnorgane an.

CHILI Diese Paprikaart enthält Capsaicin, das eine antioxidative und entzündungshemmende Wirkung hat.

HARZER KÄSE Der Käse enthält kaum Fett oder Kohlenhydrate, ist dafür aber ausgesprochen reich an Eiweiß.

KAROTTEN Das Gemüse ist reich an Betacarotin, der Vorstufe von Vitamin A, sowie an Kalzium, Kalium, Vitamin C und Ballaststoffen.

MANDELN Die Nüsse sind reich an ungesättigten Fettsäuren, Mineralstoffen wie Magnesium und Kalzium und B-Vitaminen.

OLIVENÖL Das Öl enthält viele ungesättigte Fettsäuren. Sie senken unser Gesamtcholesterin und weisen zudem einen hohen Gehalt an Vitamin E und Polyphenolen auf; Letztere dämmen das Entstehen von Entzündungen ein.

PAPRIKA Die Schoten haben kaum Kalorien, weisen dafür aber viele Mineralstoffe wie Kalium, Magnesium, Zink und Kalzium sowie zahlreiche Vitamine, besonders Vitamin C, auf.

TIPP Ihr könnt euch aus den Zutaten ein Omelett machen oder die Eier separat braten und den Rest dazu essen – nur Kohlenhydrate solltet ihr vermeiden.

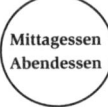

Mittagessen
Abendessen

Definition-Gericht 2: **ÜBERLADENER LACHS MIT BOHNEN**

BUSCHBOHNEN Die Bohnen weisen einen hohen Proteingehalt auf.

KAROTTEN Siehe Definition-Gericht 1, »Omelett mit Gemüse und Mandeln, dazu Harzer Käse« (S. 135)

LACHS Der Fisch weist einen hohen Anteil an muskelaufbauendem Eiweiß auf und ist reich an Omega-3-Fettsäuren.

SALAT Das Gemüse hat kaum Kalorien und ist äußerst reich an sekundären Pflanzenstoffen.

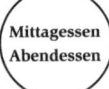

Mittagessen
Abendessen

Definition-Gericht 3: **SALAT MIT THUNFISCH**

CHERRYTOMATEN Siehe Definition-Gericht 1, »Omelett mit Gemüse und Mandeln, dazu Harzer Käse« (S. 135)

GURKE Das Gemüse ist durch seinen hohen Wassergehalt sehr kalorienarm.

OLIVEN Die Früchte des Olivenbaums sind reich an ungesättigten Fettsäuren.

PAPRIKA Siehe Definition-Gericht 1, »Omelett mit Gemüse und Mandeln, dazu Harzer Käse« (S. 135)

RADIESCHEN Das Wurzelgemüse enthält Senföl, das eine stark antibakterielle Wirkung hat. Außerdem beinhaltet es Mineralstoffe wie Kalium, Kalzium und Eisen sowie die Vitamine A, B1, B2 und C.

THUNFISCH Der Fisch weist einen sehr hohen Eiweißgehalt auf.

ZWIEBELN Das gesunde Gemüse enthält den pflanzlichen Wirkstoff Glucokinin, der den Blutzuckerspiegel senkt.

Definition-Gericht 4: ## PAPRIKAHUHN MIT SALAT

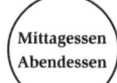

Mittagessen
Abendessen

BROKKOLI Das Gemüse ist reich an Vitamin C und weist außerdem einen hohen Gehalt an Eiweiß, Eisen, Magnesium, Kalium und Ballaststoffen auf.

GEWÜRZE Siehe Definition-Gericht 1, »Omelett mit Gemüse und Mandeln, dazu Harzer Käse« (S. 135)

HÄHNCHENBRUST Das Fleisch enthält wenig Fett und ist reich an tierischem Eiweiß. Etwas Besseres, als Hähnchenbrust zu essen, könnt ihr für den Muskelaufbau gar nicht tun.

OLIVEN Siehe Definition-Gericht 3, »Salat mit Thunfisch« (S. 136)

OLIVENÖL Siehe Definition-Gericht 1, »Omelett mit Gemüse und Mandeln, dazu Harzer Käse« (S. 135)

PAPRIKA Siehe Definition-Gericht 1, »Omelett mit Gemüse und Mandeln, dazu Harzer Käse« (S. 135)

Definition-Gericht 5: ## SALAT MIT EIERN UND WALNÜSSEN

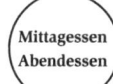

Mittagessen
Abendessen

CHERRYTOMATEN Siehe Definition-Gericht 1, »Omelett mit Gemüse und Mandeln, dazu Harzer Käse« (S. 135)

EIER Siehe Definition-Gericht 1, »Omelett mit Gemüse und Mandeln, dazu Harzer Käse« (S. 135)

FETTARMER FRISCHKÄSE Der Käse besitzt sehr wenig Fett, ist dafür aber eine gute Eiweißquelle und reich an Kalzium.

KAROTTEN Siehe Definition-Gericht 1, »Omelett mit Gemüse und Mandeln, dazu Harzer Käse« (S. 135)

OLIVEN Siehe Definition-Gericht 3, »Salat mit Thunfisch« (S. 136)

PORREE Das Gemüse enthält viele Vitamine und Mineralstoffe wie Kalium, Kalzium, Magnesium und Eisen und entschlackt zudem noch unseren Körper.

RADIESCHEN Siehe Definition-Gericht 3, »Salat mit Thunfisch« (S. 136)

SALAT Siehe Definition-Gericht 2, »Überladener Lachs mit Bohnen« (S. 136)

WALNÜSSE Die Kerne sind sehr eiweißreich und haben aufgrund ihres hohen Fett-anteils auch viele Kalorien. Außerdem enthalten sie viele ungesättigte Fettsäuren.

Die Shape-Diät – Topform halten

Die Shape-Diät ist eher ein Lifestyle als eine Diät und im Grunde das, was ich tagtäglich praktiziere. Ich versuche, dabei die Schere zwischen minimalem Aufwand und maximalem Ertrag möglichst eng zu halten, was mir zum großen Teil auch gut gelingt. Ich könnte diese Diät auch die Looking-good-/Feeling-good-Diät nennen, weil das die beste Beschreibung für sie wäre, nur ist das leider ein wenig zu lang. Die Shape-Diät ist eine Ernährungsform, mit der man einen leichten, guten und angenehmen Lifestyle pflegen kann und seinen Körper trotzdem in Topform hält.

Das Prinzip dieser Diät ist es, so viel zu essen, wie man auch wirklich verbrennt, und dabei stetig auf einem guten Level zu bleiben. Wenn man also schön definiert ist und fit bleiben möchte, beginnt man mit der Shape-Diät, die man dann ohne weiteres auch jahrelang durchführen kann. Die Ernährungsform ist gewissermaßen ein Mittelding zwischen Aufbau und Definition. In puncto Form kann man damit halten, was man bislang erreicht hat, und sich so beruhigt auf die wesentlichen Dinge im Leben konzentrieren: Training, Business und natürlich Privatleben.

Low-Fat, High-Carb

Während der Shape-Diät nehme ich fast nur Obst und Gemüse zu mir, meine Ernährung besteht dann zu rund 80 Prozent aus Rohkost. Hinzu kommen noch einige gesunde Fette sowie ein paar reichhaltige Eiweißquellen, da Shape eine Low-Fat-/High-Carb-Diät ist. Ich persönlich bin ein ganz großer Obstliebhaber. Ich beginne den Tag oft schon mit einer ganzen Wassermelone, dazu kommen noch zwei Schachteln Trauben, ein paar Bananen, Äpfel, pflanzliche Proteine aus Reis oder Erbsen sowie eine kleine Portion gesunde Fette – so sieht mein Frühstück aus! Und auch über den restlichen Tag verteilt esse ich sehr viel Obst und Gemüse. Natürlich ist das nicht jedermanns Sache; das ist aber auch nicht weiter tragisch, da es genügend Alternativen und Methoden gibt, um diese Diät trotzdem anständig durchzuführen.

Wie decke ich meinen Eiweißbedarf? Das tue ich vor allem mit Eiern, Bohnen, Harzer Käse, Quinoa und sehr gern mit den bereits erwähnten pflanzlichen Proteinen aus Reis oder Erbsen. Kohlenhydrate stehen bei der Shape-Diät jedoch klar im Vordergrund, weshalb ich auch höchstens 150 bis 250 Gramm Eiweiß am Tage esse. Das reicht vollkommen aus. Durch die Kohlenhydrate verliere ich kein Gewicht und riskiere auch keinen Muskelabbau. Wie viele Kohlenhydrate genau ich am Tage zu mir nehme, weiß ich gar nicht, nicht einmal ungefähr; das ist der Vorteil daran, wenn man Obst und Gemüse als Hauptnahrung nutzt: Man braucht nicht unbedingt Kalorien zu zählen. Wie bei der Definition-Diät kann ich auch hier praktisch so viel essen, wie ich will, ohne dabei zuzunehmen!

Fleisch und auch Fisch verzehre ich eher selten, da ich kein großer Fan der kommerziellen Tierverarbeitung bin. Ich will hier niemanden »bekehren«, das ist nur meine persönliche Meinung, die niemand mit mir teilen muss. Ich denke aber, man kommt auch ohne Fleisch und Fisch gut klar, und ich fühle mich so einfach wohler. Ab und zu beim Ausgehen esse ich schon mal ein Stück Fleisch, da kommt man nicht immer dran vorbei; bei mir zu Hause wird man aber nichts davon finden. Ich habe mir viele für mich positive Prinzipien aus dem veganen Lifestyle abgeschaut. Ich bin zwar kein Veganer, da ich ja regelmäßig Eier, Milchprodukte und eben auch mal Fisch oder Fleisch esse. Mir sind fixe Regeln auch immer zu extrem, da ich ein sehr intuitiver Mensch bin und mich deshalb nicht gesellschaftlichen oder modischen Zwängen unterwerfen möchte, auch wenn sie etwas Positives an sich haben. Der vegane Lifestyle hat auf jeden Fall viel zu bieten und ist auch äußerst gesund, nur mir persönlich eben ein bisschen zu einseitig und ehrlicherweise auch zu aufwendig. Ich bin eher der Typ, der seine eigene Mitte sucht und dabei auf Balance setzt, denn sie ist es, die mir Halt im Leben verleiht. Ich picke mir deshalb überall das Beste für meinen Lifestyle heraus und baue es so ein, wie ich es brauche.

Bei der Shape-Diät nehmen wir zwar weniger Fett zu uns, allerdings noch genug, um die Hormonproduktion aufrechtzuerhalten. Dabei kommt es wie so oft mehr auf die Qualität als auf Quantität an. Nehmt deshalb die richtigen Fette zu euch, die beispielsweise in Nüssen, Samen, Avocados, Kokos- und Olivenöl vorhanden sind. Wenn ihr eine konkrete Zahl von mir haben wollt: Zwischen 30 und 50 Gramm Fett am Tag reichen allemal aus. Trotzdem gehe ich lieber nach Gefühl und achte darauf, dass ich mit jeder Mahlzeit gutes Fett zu mir nehme, vielleicht eine Handvoll Nüsse oder ein bis zwei Esslöffel Olivenöl.

Shape – auf lange Sicht wohl fühlen

Ich ernähre mich möglichst gesund und favorisiere vor allem natürliche Produkte. Das ist für die Shape-Diät vielleicht nicht unbedingt ausschlaggebend, da es bei ihr in erster Linie um die Kalorienbilanz geht, und dazu muss man sich nicht zu 100 Prozent gesund ernähren. Vermutlich müsst ihr auch gar kein Obst oder Gemüse essen, euer Körper wird euch dann allerdings nicht sonderlich dankbar sein. Ein gesunder, ausbalancierter Lebensstil sorgt meiner Meinung nach dafür, dass ihr als Einheit von Körper und Geist gut funktioniert und so auch euer ganzes Dasein harmonischer abläuft. Und das wollen wir doch letztlich erreichen: Wir wollen weg von dem ganzen Alltagsstress, wir wollen weg vom Nichtstun, wir wollen in unsere Mitte kommen und uns auf lange Sicht wohl fühlen. Das ist auch letztlich das, was Fitness und Bodybuilding meiner Meinung nach verkörpern: Hol das Beste aus dir raus!

Shape-Diät – die Gerichte

Wie gewohnt, findet ihr zum Abschluss wieder einige passende Gerichte zu dieser Diät, die ich selbst nur empfehlen kann!

Shape-Gericht 1: **OBST! OBST!! OBST!!!**

Obst ist wie bereits erwähnt sehr reich an Ballaststoffen und gibt uns somit reichlich Power für die Zellen und unser Immunsystem. Während der Shape-Diät empfehle ich deshalb zum Frühstück besonders folgende Obstsorten:
Äpfel // Bananen // Erdbeeren // Heidelbeeren // Orangen // Wassermelone // Weintrauben

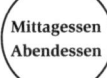

Shape-Gericht 2: **EIER UND GEMÜSE**

CHAMPIGNONS Die Pilze sind eine gute Quelle für Eiweiß, B-Vitamine und Ballaststoffe.

CHERRYTOMATEN Das Gemüse besitzt viel Vitamin C, Kalium, Ballaststoffe sowie sekundäre Pflanzenstoffe (Karotinoide).

EIER Sie weisen die höchste Proteinqualität auf, die je ein Lebensmittel erreichen kann.

KARTOFFELN Die Knollen besitzen von allen pflanzlichen Eiweißlieferanten den höchsten Anteil an verwertbarem Eiweiß. Sie enthalten außerdem wertvolle Mineralien wie Magnesium, Kalium und Kalzium und sind besonders reich an Vitamin C und B-Vitaminen.

PAPRIKA Die Schoten haben kaum Kalorien, weisen dafür aber viele Mineralstoffe wie Kalium, Magnesium, Zink und Kalzium sowie Vitamine, besonders Vitamin C, auf.

PORREE Lauch enthält viele Vitamine und Mineralstoffe wie etwa Kalium, Kalzium, Magnesium und Eisen; zudem entschlackt er unseren Körper.

ZUCCHINI Das Gemüse ist reich an Vitaminen, hat einen hohen Wassergehalt und nur wenig Kalorien.

Shape-Gericht 3: ## ON THE GO POWER BISCUIT

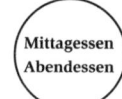

Mittagessen Abendessen

CHERRYTOMATEN Siehe Shape-Gericht 2, »Eier und Gemüse« (S. 142)

FETTARMER FRISCHKÄSE Der Käse besitzt sehr wenig Fett, ist dafür aber eine gute Eiweißquelle und reich an Kalzium.

GURKE Das Gemüse ist durch seinen hohen Wassergehalt ausgesprochen kalorienarm.

KNÄCKEBROT Das Brot ist eine ballaststoffreiche und gleichzeitig kalorienarme Beilage.

ZITRONE Die Zitrusfrucht enthält viel Vitamin C und regt unseren Stoffwechsel an, wodurch wir wiederum mehr Fett verbrennen können.

Shape-Gericht 4: ## HÄHNCHEN MIT QUINOA

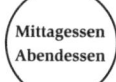

Mittagessen Abendessen

CHERRYTOMATEN Siehe Shape-Gericht 2, »Eier und Gemüse« (S. 142)

HÄHNCHENBRUST Das Fleisch enthält wenig Fett und ist reich an tierischem Eiweiß – eine super Sache für den Muskelaufbau.

QUINOA Das Getreide ist eine der besten pflanzlichen Eiweißquellen und auch eine ausgezeichnete Quelle für Magnesium und Eisen sowie Vitamin E.

SALAT Das Gemüse hat kaum Kalorien und ist äußerst reich an sekundären Pflanzenstoffen.

Shape-Gericht 5: ## GEDÜNSTETER LACHS MIT GEMÜSE

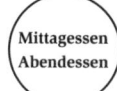

Mittagessen Abendessen

KAISERSCHOTEN Das Gemüse hat sehr viel Eiweiß, aber auch eine Menge Kohlenhydrate.

LACHS Der Fisch weist einen hohen Anteil an muskelaufbauendem Eiweiß auf und ist reich an Omega-3-Fettsäuren.

LINSEN Die Hülsenfrüchte sind reich an pflanzlichem Eiweiß, B-Vitaminen und auch Magnesium.

OLIVENÖL Das Öl enthält viele ungesättigte Fettsäuren. Sie senken unser Gesamtcholesterin und weisen zudem einen hohen Gehalt an Vitamin E und Polyphenolen auf; Letztere dämmen das Entstehen von Entzündungen ein.

SALAT Siehe Shape-Gericht 4, »Hähnchen mit Quinoa« (S. 143)

Ein Wort zu Supplements und Anabolika

Ich bin nicht uneingeschränkt für die Einnahme von Supplements (Nahrungsergänzungsmitteln), da viele Produkte am Markt leider nicht das halten, was sie versprechen. Natürlich gibt es auch hochwertige Ausnahmen. Ich teste immer wieder Produkte für namhafte Firmen, die ihren Job wirklich gut machen. Achtet darauf, dass eure Supplements wissenschaftlich belegt, gut und notwendig für euch sind. Zu meinen persönlichen Favoriten zählen Grünteeextrakt, Omega-3-Fettsäuren, Kreatin, Reisproteine und Zink. Zudem gibt es Supplements, die ich nicht regelmäßig zu mir nehme, sondern nur bei Bedarf. In der kalten Jahreszeit wäre das etwa Vitamin D3, was etwas mit der reduzierten Sonneneinstrahlung zu tun hat. Dieses Vitamin wird nämlich am leichtesten durch Sonnenlicht gebildet und ist gut für unser Immunsystem sowie die Knochendichte – es hält uns einfach gesund.

Supplements sind nicht ausschlaggebend für meinen Fitnesslifestyle, deshalb möchte ich hier darüber auch nicht allzu viele Worte verlieren. Ich habe meinen Körper zu einem Großteil ohne sie aufgebaut und mit der Zeit ungezwungen optimiert. Das empfehle ich auch jedem von euch: Bevor ihr mit Supplements zu arbeiten beginnt, achtet lieber auf eure Ernährung. Wenn dort alles passt, fallen die meisten Supplements ohnehin schon weg. Recherchiert selbst ein bisschen, wenn euch das Thema interessiert, und schaut, was ihr konkret für euch verwenden könnt. Bleibt einfach vital und dynamisch, schätzt den Moment, schätzt euer Leben, dann habt ihr auch Erfolg bei dem, was ihr tut!

Anabolika – gar nicht »natural«

Ich weiß, dass einige Leute da draußen glauben, ich sei gar nicht »natural«. Für sie ist es offenbar nicht möglich, einen Körper wie ich zu haben, ohne Anabolika zu sich zu nehmen. Vielleicht denken sie auch wirklich, ich hätte die Anmaßung und die Nerven, Millionen von Menschen im Internet und darüber hinaus zu belügen. Ihnen falsche Hoffnungen zu machen, indem sie einem Schwindler folgen. Aber ganz ehrlich: Das

ehrt mich auf der anderen Seite auch wieder, weil es ein Kompliment für meinen Körper ist! Ich habe auf natürlichem Weg erreicht, was andere vielleicht nur mit illegalen
Mitteln schaffen. Ob ich jemals darüber nachgedacht habe, anabole Steroide (AAS)
zu probieren? Natürlich. Habe ich mich auch näher damit beschäftigt? Ja. Werde ich
immer »natural« bleiben und niemals zu Anabolika greifen? Sehr wahrscheinlich,
und ich würde mich ganz bestimmt nie einen Natural Bodybuilder nennen, wenn ich
keiner wäre!

Meditation – mein Tool für den Geist

Nun habe ich euch eine Menge darüber erzählt, wie ihr euren Körper in Topform bringt und haltet – sowohl äußerlich durch Kraft- und Ausdauertraining als auch innerlich durch die optimale Ernährung mit meinen Diäten Size, Definition und Shape. Da Körper und Geist für mich aber zusammengehören, ist es jetzt an der Zeit, zum mentalen Feintuning überzugehen. Und dafür gibt es für mich vor allem ein Werkzeug: die Meditation.

Was Meditation für mich bedeutet

Für die einen ist Meditation vielleicht »bloß« ein Mittel zur Entspannung, für andere kann sie sogar religiöse Ausmaße annehmen. Für mich selbst ist sie jedenfalls das perfekte Mittel, um meinen Geist richtig und sorgfältig zu trainieren.

Meditation als tägliche Routine

Meine Meditationen sind in der Regel sehr intensiv. Ich muss zugeben, dass ich mir manchmal sogar leichtere Sessions wünsche, in denen ich ruhig dahingleite, was aber (glücklicherweise) dann doch nie der Fall ist. Das Gefühl der Reinigung durch Meditation ist für mich ein Höhepunkt, den ich als Jugendlicher einerseits durch Sport, vor allem aber mit Drogen erreichen wollte. Es waren genau diese Momente, in denen mein Körper das meiste Adrenalin ausschüttete und ich mich selbst so richtig spürte. Irgendwann merkte ich aber, dass mich diese Lebensweise aufzufressen begann und mir einfach nicht mehr guttat. Auch wenn es in den Jahren danach immer wieder Hochs und Tiefs gab, ist Meditation zu einem festen Bestandteil in meinem Leben geworden und neben der Fitness vielleicht sogar das Wichtigste für mich. Jeden Tag nehme ich mir die Zeit für eine tiefe Meditation, die ungefähr eine Stunde lang dauert, wobei ich komplett in mein Inneres gehe. Da bleibt etwas hängen, das kann ich euch sagen – und ich trete aus ihr wieder gestärkt und ganz bewusst hervor. Ich bin noch lange nicht am Ende meines Weges angekommen und habe für die nächsten Jahre große Pläne. Irgendwann soll es mir gelingen, mich ganz aus dieser materiellen Welt auszuklinken und mich nur mehr auf das Wesentliche im Leben zu konzentrieren. Mein Ziel ist es, in mich zu gehen, ich selbst zu sein und eins mit mir und meiner Umwelt zu werden: das Erreichen eines hochspirituellen Status!

Das Tuning meines Charakters

Nach meiner Rückkehr nach Deutschland im Alter von 17 Jahren hatte ich damit begonnen, gezielt an meinem Charakter zu arbeiten. Ich wollte ihn formen und mir einen inneren Schutz gegen die äußere Welt aufbauen, weil ich im Leben schon zu oft verletzt worden war. Meine sozialen Probleme waren immer noch vorhanden, wenn auch nicht mehr so stark wie damals in Israel. Ich versuchte, mich vor anderen »normal« zu geben, mich so zu verhalten, wie sie es taten, nur um ihnen zu gefallen. Sie sollten mein wahres Ich schließlich nicht erkennen! Gleichzeitig fing ich damit an, mich in der Meditation meinen Minderwertigkeitskomplexen zu stellen und so einen Charakterzug nach dem anderen abzuarbeiten. Auch wenn damals viel falsch gelaufen ist, feierte ich stetig kleine Erfolge und machte deshalb weiter. Ich wollte mich als Mensch verbessern.

Das Thema Meditation ließ mich nicht mehr los. Ich sprach oft mit meiner Mutter darüber und machte mich auch im Internet schlau, weil ich einfach wissen wollte, was ich da überhaupt tat. Ich war schon auf den nächsten Schritt gespannt und stellte mir andauernd Fragen wie: Was steckt alles in mir? Wie kann ich mein volles Potential nutzen? Wie bündele ich meine Kräfte? Und welche meiner Eigenschaften kann ich noch verbessern? Ich bin der Meinung, dass man seinen Charakter formen kann, ähnlich wie Plastilin. Dinge lassen sich darin einzementieren, weil unsere Gedanken eine unglaubliche Kraft besitzen. Man kann sich alles aneignen, und ich wollte mich tunen – so, wie man ein Auto aufpeppt. Ich hockte mich in meinem Zimmer also regelmäßig hin und begann zu meditieren. Dabei entschied ich: Diese spezielle Charaktereigenschaft möchte ich mir antrainieren. So möchte ich mich verhalten, wenn ich mit anderen Leuten zu tun habe. Und wisst ihr was? Es funktionierte!

Wahre Schönheit Gestik, Mimik und überhaupt die ganze Ausstrahlung des Menschen wurden wichtige Themen für mich, ich studierte diese Dinge ganz intensiv. Sie sind es nämlich, die uns schön machen, und nicht das äußere Erscheinungsbild, das ist vergänglich. Der Charakter zeigt die wahre Schönheit in uns, zeigt den Menschen so, wie er wirklich ist. Vielleicht klingt das jetzt ein wenig materialistisch, aber auch ich wollte schön werden, von innen heraus! Ich wollte einfach, dass die Leute mich gut fanden. Und irgendwann war es dann auch so weit: Nach etlichen Rückschlägen und Erfolgen kamen plötzlich andere auf mich zu und waren interessiert an mir als Mensch. Sie ließen mich an ihrem Leben teilhaben, wodurch mein neues (wahres) Ich immer mehr zum Vorschein kam. Ich war jetzt selbstbewusster in Gesellschaft, lustig beim Zusammensitzen und hatte das Gefühl, die anderen würden mich aufgrund meiner Aussagen und Einstellung respektieren. Das war ganz und gar nichts Natürliches für mich, im Gegenteil: Dieses Gefühl war neu und brauchte lange, um sich zu manifestieren. Es gibt Naturtalente in diesen Dingen, zu denen ich leider nicht gehöre; ich musste mir mein Selbstbewusstsein auf hartem Wege selbst aneignen. Ich fing also an, mit Leuten zu sprechen, sie kennenzulernen, und war endlich nicht mehr der Außenseiter wie bisher. Kann sein, dass ich früher zu ehrlich rüberkam – ich dachte mir, wenn ich mit anderen Menschen rede und ihnen in die Augen schaue, dann können sie mir wiederum direkt in die Seele blicken. Dann dachte ich aber weiter: Sei mal ehrlich, wer begreift schon, was wirklich mit dir abgeht? Jeder sieht die Welt doch anders und geht seinen eigenen Weg! Ich habe mir viele Übungen und Techniken für meinen sozialen Umgang abgeschaut. Ich achtete sehr auf Details und wollte nicht mehr wie ein Alien wirken. Nachdem ich schließlich meinen Charakter erfolgreich »operiert« hatte, förmlich in ihn hineingestiegen war und Ordnung geschaffen hatte, schloss ich allmählich Frieden mit mir und meiner Umwelt. Heute denke ich überhaupt nicht mehr an diese Dinge, mein Verhalten ist einfach ausgeglichen und natürlich geworden.

Jeder Tag wird positiv

Ich bin ein sehr rationaler Typ und suche immer den Sinn und die Wahrheit hinter allem. Fehlt das, entwickle ich auch kein Interesse. Ich führe beispielsweise ungern Small Talk, ich mag eben keine flüchtigen oder oberflächlichen Bekanntschaften. Die größte Wahrheit finde ich hingegen in der täglichen Herausforderung mit mir selbst, die ergibt wirklich einen Sinn für mich! Ich will einfach immer der Beste sein, ganz egal was ich auch tue – nur gut zu sein reicht mir nicht. Und ist das einmal nicht möglich, lasse ich es lieber gleich, bevor ich davon aufgefressen werde. Alles, was ich bislang im Leben angepackt habe, habe ich zu 100 Prozent gemacht – bei mir gibt's keine halben Sachen, nur Schwarz oder Weiß.

Wenn ich morgens aufstehe, ist für mich klar, dass der Tag positiv verläuft, er muss einfach effektiv sein! Es vergeht also kein einziger Tag, an dem ich nichts tue, was mich in irgendeiner Form besser macht. Sonst wäre es vergeudete Zeit! Wenn ich mit Freunden weggehe oder Zeit mit meiner Familie verbringe, muss ich mich oft bemühen, präsent zu sein, und konzentriere mich fast, um Spaß zu haben. Mittlerweile tue ich mich da aber auch schon leichter, und mir ist bewusst, wie wichtig mir meine engen sozialen Kontakte sind; für sie muss ich mir einfach noch mehr Zeit nehmen.

Ich bin ein Workaholic und ganz auf das, was ich mache, fokussiert! Fürs Büro bin ich nicht geschaffen, das funktioniert bei mir nicht; dort würde ich herumlungern, ohne Lust und Motivation, und nur meine Stunden absitzen. So wie früher im Fast-Food-Restaurant – da war es egal, ob ich bei der Sache war oder nicht, die Burger wurden so oder so gebraten, und ich kriegte jeden Monat mein Geld aufs Konto. Was ich jetzt mache, geht hingegen nur mit vollem Einsatz und extrem starkem Willen: das Bodybuilding, meine Karriere, all die Ziele und Träume ... Alle meine inneren Fähigkeiten, die ich mir in der Meditation erarbeite, setze ich ganz bewusst ein. Ich richte meine Willenskraft darauf, dass mein Tag positiv wird – und das wird er dann auch! Die Liebe an der Sache ist meiner Meinung nach entscheidend. Natürlich gehe ich auch Kompromisse ein, das muss man hin und wieder; trotzdem ziehe ich alles so gut und ehrlich durch, wie ich nur kann. Ich bin, wie ich bin, und das ist es letztlich auch, was mir meinen Erfolg im Leben beschert.

Meine Welt

Die Meditation ist für mich aber nicht nur ein Mittel zum weltlichen Erfolg, sondern auch eine Tür zu meinem tieferen Ich, genauer gesagt zu meiner Seele.

Meine Seele sehe ich als kleinen Punkt, der sich anfühlt, als hätte er keinen Deckel drauf. Sie ist hochsensibel und leicht verletzbar. Lange wollte ich sie vor der Welt beschützen, weil ich dachte, mein Charakter wäre gestört, und ich ständig das Gefühl hatte, jederzeit entlarvt werden zu können. Es kostete mich viel Mühe, bis ich mir eine harte Schale zugelegt hatte: geistig durch die Meditation und körperlich durchs Krafttraining. Für mich steht das Herz symbolisch für die Liebe, das Zusammensein, das Wohlgefühl im Leben und für unsere Gefühle allgemein; es ist das, was wir im Alltag spüren. Die Seele hingegen ist die empfindsamste Stelle in mir und somit die reine, pure Ehrlichkeit. Sie ist ganz tief im Inneren verankert, und ich komme ihr nur in der Meditation wirklich nahe. Ich mache die Augen zu und spüre sie tief in mir. Sobald ich aber wieder den Alltag hereinlasse, tritt sie in den Hintergrund. Die Seele hat etwas mit Weisheit zu tun; ich beispielsweise bin eine alte Seele, das war mir schon als kleiner Junge bewusst. Ich denke auch, dass wir alle nur Gäste auf der Erde sind, weshalb wir so bewusst wie möglich durchs Leben gehen sollten.

Das Leben ist für mich wie ein Spiel, und wenn es mir hin und wieder mal zu viel wird, klinke ich mich aus und betrachte die Dinge von außen. Der Preis, den ich dafür bezahle, ist, dass ich mich teilweise heute noch wie ein Alien fühle, und wer weiß, vielleicht bin ich das auch – die Welt ist mir oft fremd! Früher machten mir solche Gedanken Angst, weil ich nicht wusste, wie ich mit ihnen umgehen sollte. Mittlerweile weiß ich aber, wer ich bin, und habe gelernt, die Welt zu akzeptieren, wie sie ist. Das bedeutet aber nicht, dass ich alles in unserer Gesellschaft gut finde, denn die Menschen haben die Welt für sich benutzt und missbraucht. Viele Leute sehen die »Errungenschaften« unserer Gesellschaft als etwas Positives, auch das, was künstlich und unnatürlich ist und uns eigentlich schadet.

Mich interessieren beispielsweise keine Historien, keine Politik, keine Kriege, keine Religionen, kein Fernsehen und keine Modetrends. Vielmehr bin ich schon für die Zeit nach diesem Leben gewappnet. Ich tue daher, was immer ich für richtig halte, ohne anderen zu schaden, und stütze mich auf die positiven Dinge im Leben. Das Leben besteht für mich immer aus Geben und Nehmen, und alles, was man tut, fällt irgendwann auf einen zurück. Ich sehe mich selbst als einen Erneuerer, als jemanden, der Sachen anpackt und imstande ist, der Welt etwas zu geben; also kein Nutzer, der sie nur für seine Zwecke missbraucht.

Das Leben als Rennstrecke

Die Wahrheit steckt in uns selbst, weil wir ein Teil der Natur sind. Die Natur ist für mich die einzig ehrliche Konstante im Leben. Ich verbringe gerne Zeit an der frischen Luft, das ist für mich Genuss in Reinform! Ich sitze am liebsten auf einer Wiese oder irgendwo im Wald und verbinde mich mit der Erde, bis ich langsam eins mit ihr bin. Die Natur gibt mir Kraft, sie ist ehrlich und gut, da gibt es weder Meinungsverschiedenheiten noch Intoleranz. Wenn ich einen leeren Kopf kriegen will, ist dieses harmonische Umfeld also der beste Platz dafür. Ich liebe die Natur, fühle mich mit ihr verbunden und vertraue ihr. Es gibt nichts Herrlicheres, als bloß dazuliegen und den Himmel zu beobachten; ich blende dann den Alltag mit all der Hektik und dem Stress einfach aus. Unsere Welt ist so voll von Stimulatoren wie Handys oder Nachrichten, die wir in Wirklichkeit gar nicht brauchen und trotzdem immer mit uns herumschleppen. Deshalb sollte man all das mal außen vor lassen und aus dem Kopf kriegen. Gleichzeitig sind positive Ziele für mich lebensnotwendig, denn ich brauche den Erfolg, atme ihn und ernähre mich davon. Auch der Genuss ist eine Art Ziel, und wenn ich mit allen Sinnen wirklich bewusst genieße, dann ist das ein schönes und nachhaltiges Gefühl. Genuss ist für mich deshalb etwas Erhabenes, nicht wie eine Tafel Schokolade, die nur unproduktiv ist und mir keinen Nutzen bringt. Das ist einfach nichts, was mich aufbaut. Jetzt werden einige bestimmt denken: Der Typ ist doch verrückt! Jeder muss doch auch mal abhängen ... Ich sage aber: Nein, das muss ich eben nicht! Genuss ist für mich nichts Passives, er muss mich weiterbringen. Ein Beispiel: Den Winter verbringe ich gerne in Florida. Dort gehe ich täglich zum Joggen an den Strand, und wenn ich zurückkomme, verbinde ich meine Produktivität mit einer Meditation im Pool. Natürlich genieße ich das, aber dieser Genuss ist auch mit Arbeit verbunden! Ob in der Natur oder in der Meditation, ich arbeite ohne Pause an mir und bin stets mit allen Sinnen bewusst präsent.
Ich sehe das Leben als Rennstrecke. Sie versuche ich so schön wie möglich zu gestalten. Ich moduliere und harmonisiere sie, sogar die Ränder verziere ich mit Blumen,

denn ich soll mich ja schließlich darin wohl fühlen! Sie hat keinen Anfang und kein Ende, ist einfach eine runde Bahn, wie ein endloser Zirkel. Ich drehe fleißig meine Runden und werde dabei immer schneller und schneller, renne ohne Pause. Wenn ich mein Tempo schließlich erreicht habe, dann bin ich überall, und mein Ich füllt alles aus! Ganz ehrlich, ich könnte jetzt schon in Rente gehen, meine Arbeit von zu Hause aus erledigen und an den Strand nach Brasilien ziehen. Doch das wäre das Schlimmste für mich, Langeweile pur! Ich bin kein Mensch, der nach Geld trachtet — auch wenn's schön ist, nicht viel darüber nachdenken zu müssen. Das Wichtigste ist für mich, bewusst zu leben, konstant an mir zu arbeiten und mich positiv zu entwickeln. Alles andere liegt nicht in meiner Hand ...

Das innere Gym

Inzwischen ist bestimmt deutlich geworden, dass Meditation ein zentrales Thema in meinem Leben ist. Aus ihr schöpfe ich meine innere Kraft, die es mir ermöglicht, aktiv und voller Power nach außen zu gehen. Meine Motivation fürs Training, die Diäten und überhaupt meinen Lebensstil gewinne ich allein aus meinem Inneren. Meditation ist für mich ein Werkzeug, das ich täglich nutze, um mich aufzubauen, geistig fit und mit mir selbst im Reinen zu bleiben. Mein Fundament wackelt selten, weil ich ausgeglichen und immer fokussiert bin; denn im Training wie auch im Alltag muss ich klar im Kopf sein. Meditation ist für mich aber auch ein Kraftspender, der mich immer dann pusht, wenn es nötig ist. Ich stelle mir die Meditation wie ein inneres Gym vor, wo ich statt der physischen Muskeln meine geistigen trainiere: den Willen, die Gefühle und generell mein Denken. Ich bin auch davon überzeugt, dass ich durch meine Gedankenkraft die Wirklichkeit verändern kann, denn wie man denkt, so wird das Leben sein.

Ich habe euch dieses Kapitel gemeinsam mit meiner Mutter zusammengestellt. Ich gehe hier genauer auf die einzelnen Elemente der Meditation ein, damit sie logisch und für alle einfach nachzuvollziehen sind. Im Anschluss folgt ein Übungsteil mit Meditationspraktiken, die ich selbst immer wieder in meine Sessions einbaue.

Meditation ist für mich die direkteste Methode, sich selbst kennenzulernen, und im

Prinzip nichts anderes als eine »Innenschau«. Das lateinische Wort »meditare« bedeutet so viel wie »über etwas nachdenken«; man stellt sich also die Frage nach dem eigenen Sein. Dabei gelangt man in eine immer tiefer gehende Auseinandersetzung mit sich selbst. Wer bin ich eigentlich? Diese Frage stellt sich jeder im Leben, und das bestimmt nicht nur einmal. Meine Jugend war eine geistige Achterbahn, in der mein Bild von mir und der Welt immer wieder kräftig durchgeschüttelt wurde. Lange Zeit war ich nur aufs Äußere bedacht, kam aber irgendwann darauf, dass ich nur mit meiner Verpackung spielte, anstatt das Wesentliche im Blick zu haben: ich selbst zu sein! Heute gibt es für mich drei Elemente, die in ihrer Gesamtheit mein Dasein bedeuten: der Körper, das Gefühl und der Verstand. Sie sind es, die im perfekten Zusammenspiel dafür sorgen, dass ich mein eigener Boss bin und auch bleibe. Denn nur so bin ich imstande, alles zu erreichen, was ich will. Doch gerade am Anfang war das alles andere als leicht, und ich musste mein Leben dafür komplett umkrempeln. Zunächst musste ich verstehen, wie ich überhaupt funktioniere. Erst danach konnte ich daran denken, meine Fähigkeiten bewusst und gezielt einzusetzen. Auf den folgenden Seiten werde ich nun die drei Wesensaspekte des Menschen – Körper, Gefühl und Verstand – aus der Sicht der Meditation für euch beschreiben.

Der Körper – Hülle und Partner des Geistes

Beginnen wir mit dem Körper. Der ist uns am vertrautesten, besonders denen, die regelmäßig im Gym vorbeischauen. Ihr solltet ihn immer gut behandeln und möglichst genau auf ihn hören. Deshalb verrate ich euch jetzt ein paar allgemeine Basics, worauf ihr achten könnt, wenn ihr ein bisschen gesünder leben wollt. Zunächst einmal ist der Körper ein Teil von mir, genauso wie mein Geist. Er ist einerseits seine Hülle, zum anderen aber auch sein Partner, da eins ohne das andere nicht funktioniert. Durch das Training und die richtige Ernährung halte ich meinen Body im bestmöglichen Zustand – denn unser Organismus liebt Gewohnheiten. Sein Wohlbefinden und seine Entwicklung hängen direkt mit gesunden Angewohnheiten zusammen, also auch damit, ungesunde Altlasten loszuwerden. Das ist ein langer Prozess, der nicht erzwungen, sondern nur schrittweise durchgeführt werden kann. Feingefühl, Willensstärke und Geduld sind notwendig, um unseren Körper richtig zu handhaben.

Im Folgenden findet ihr eine kleine Liste von Themen, die mir auf diesem Weg sehr wichtig erscheinen.

Ernährung   Unsere Essgewohnheiten sind ein ganz entscheidender Faktor für die körperliche Gesundheit. Jeder Mensch is(s)t unterschiedlich und muss deshalb auch selbst herausfinden, was ihm guttut und was nicht, und das hängt oft von Typ, Alter, Aktivität, Gesundheitsgrad, Klima und dergleichen mehr ab. Allgemein sollten Lebensmittel so wenig wie möglich gespritzt oder künstlich verarbeitet sein. Ich esse zu Hause deshalb nur Lebensmittel in Bioqualität von Bauern aus der Gegend. Ich empfehle viel Gemüse, frische Früchte sowie Nüsse, Samen und Bohnen, aber auch Fisch und Fleisch, wenn die Haltung der Tiere angemessen war. Um sich langfristig auf eine gesunde Ernährung umzustellen, sollte man Schritt für Schritt an die Sache herangehen und auf gar keinen Fall Crash-Diäten oder Ähnliches machen. Suchtmittel sollten sowieso vermieden werden, ganz egal, ob legal oder illegal. Tabak, Alkohol, Koffein, Schwarztee oder Zucker sind allesamt abhängig machende Substanzen, die den Körper irritieren und ihm auf Dauer schaden.

Bewegung   Meinen Körper trainiere ich nicht nur, um gut auszusehen, sondern auch, um meine Gesundheit zu fördern. Es ist wichtig, dass er immer flexibel bleibt und mit genügend Sauerstoff versorgt wird. Das Gewebe und die Knochen müssen in einem guten Zustand gehalten werden, damit sie nicht allmählich verkümmern. Das Resultat ist ein gesunder und zufriedener Körper, der euch bis ins hohe Alter die Treue halten wird.

Schlaf   Schlaf ist eine ausgiebige Ruhephase für unseren Körper und deshalb auch die beste Zeit für seine Regeneration.
Unser Geist wirkt hier in anderen Bereichen des Bewusstseins, was wichtig für unsere Ausgeglichenheit im Alltag ist; jeder Mensch braucht Schlaf, ohne Ausnahme! Der Körper richtet sich nach einer inneren Uhr, die uns je nach Tages- oder Nachtzeit munter oder müde werden lässt. Tiefe und Dauer unseres Schlafs hängen von ganz unterschiedlichen Faktoren ab, beispielsweise von der Schlafposition – in welche Himmelsrichtung der Kopf weist – oder auch von der Sauerstoffversorgung im

Zimmer. Im Allgemeinen werden etwa acht Stunden Schlaf am Tag empfohlen, ein Richtwert, an den auch ich mich halte.

Sonne Ähnlich wie der Schlaf ist auch die Sonne für uns Menschen lebensnotwendig, nicht nur deshalb, weil sie die innere Uhr mitsteuert. Durch die Sonneneinstrahlung produziert der Körper Vitamin D, was unsere Zellen vitalisiert und so für Energie und Wohlbefinden sorgt; zusätzlich tötet sie gefährliche Keime ab. UV-Strahlen sind also dringend notwendig, damit wir gesund bleiben, auch wenn es nur ein paar Minuten Sonne am Tag sind. Ich empfehle den frühen Morgen oder die Abendstunden vor dem Sonnenuntergang, da dann das Ozonproblem geringer ist als sonst.

Wasser Wasser tut viel mehr für uns, als bloß unseren Körper durchzuspülen und dabei zu reinigen; es ist auch auf einem energetischen Level aktiv. Nicht umsonst bestehen wir zu einem Großteil aus Wasser und nehmen zusätzlich noch ein bis drei Liter Flüssigkeit pro Tag zu uns. Die Wasserqualität ist immer ein entscheidender Faktor; in vielen Kulturkreisen wird dem Wasser sogar eine heilende Wirkung nachgesagt.

Natur Die Natur ist der aufwandärmste Raum, um uns selbst wiederherzustellen. Hier erlangen wir unsere physische und mentale Ausgeglichenheit zurück, die in der Stadt oft verlorengeht. Frischluft etwa ist sehr belebend und deshalb gut für die Aufrechterhaltung unserer Gesundheit. Es ist eine Erleichterung, aus der von Menschenhand geschaffenen Welt auszubrechen und wieder zum Ursprung zurückzukehren. Deshalb wirkt die Natur auch so besänftigend auf uns: Hier findet der Mensch zu seinen Grundfesten zurück, um dann im Alltag frisch ans Werk zu gehen.

Sex Sex ist ein Grundbedürfnis unseres Körpers, ohne das die Menschheit schon längst ausgestorben wäre. Wenn der Körper sexuell ausgehungert ist, kann das zu psychischen Problemen führen, ähnlich wie beim Schlaf- oder Nahrungsentzug. Für ein gesundes Sexualleben ist die zwischenmenschliche Beziehung der einzelnen Partner ganz entscheidend. Deshalb sollte Sex nur liebevoll und mit viel Respekt praktiziert werden.

Gesundheit Wenn man fit ist und eine gewisse Balance im Leben hält, wird man selten auf medizinische Hilfe angewiesen sein. Viele Krankheiten sind heute alltagsbedingt. Ihnen kann schon mit kleinen Änderungen wie etwa durch einen gesunden und stressfreien Lebensstil vorgebeugt werden. Die westliche Schulmedizin sollte hauptsächlich bei ernsthaften Verletzungen oder Krankheiten eingesetzt werden, bei kleineren Beschwerden können auch alternative Heilmethoden sehr wirksam sein. Allein durch die Steigerung unserer Empfindsamkeit können manche Symptome früher erkannt werden, noch bevor es zu ernsthaften gesundheitlichen Problemen kommt.

Privatsphäre Je mehr man sich mit seinem Innenleben beschäftigt, desto größer wird das Verlangen nach Ruhezeiten und privaten Freiräumen. Der hektische Lebensstil unserer Gesellschaft ist für die Meditationspraktik nicht gerade hilfreich. Das Fehlen einer ordentlichen Privatsphäre kann sogar ungesunden Druck auf eine sich spirituell entwickelnde Person ausüben, worauf man früh reagieren sollte.

Sicherheit Sicherheit ist so wie Schlaf, Nahrung und Sex ebenfalls ein Grundbedürfnis unseres Körpers. Wenn der Körper sich nicht sicher fühlt, ist er im Stress und baut innere Spannungen auf, die zu Ineffizienz, weniger Wohlbefinden und auch zu körperlichen Beschwerden führen. Die Welt, in der wir leben, ist generell nicht der sicherste Ort, denn es gibt zu viel, was wir selbst nicht kontrollieren können. Gebt deshalb acht auf eure körperliche Sicherheit und checkt zumindest euer unmittelbares Umfeld gut ab. Ein Faktor, der unser Gefühl von Sicherheit ebenfalls beeinflusst, ist natürlich das Geld. Denkt sorgfältig darüber nach und geht verantwortungsvoll damit um, denn es ist nicht unwichtig für euer körperliches und geistiges Wohl.

Körperliche Weisheit Der Körper hat seine eigene Erinnerung, seine eigene Intelligenz und eigene Wege der Kommunikation; dabei speichert er positive und negative Erfahrungen in den Zellen. Als Wesen des Instinkts durchlebt er diese dann immer und immer wieder. So werden etwa Verhaltensmuster auf früheren Traumen aufgebaut, die mit der Zeit zu Verspannungen und auch Krankheiten führen können. Unsere Biographie wird gewissermaßen zur Biologie! Viele negative Erlebnisse und

Gewohnheiten können jedoch von selbst wieder »geheilt« werden, wenn wir gut auf unseren Körper hören und ihm aktiv dabei helfen, sie aufzulösen.

Entspannung   Sich zu entspannen ist eine natürliche Fähigkeit von Mensch und Tier. Allerdings verlieren wir sie im Laufe unseres modernen und hektischen Lebens, wodurch wir eine ständige innere Anspannung in uns tragen. Diese Anspannung überträgt sich mit der Zeit natürlich auch auf unseren Körper; der macht dann einfach zu und zieht sich zusammen, wodurch unser Blut nicht mehr frei zirkulieren kann. Oft merken wir das gar nicht, besonders wenn wir noch jung sind. Wenn wir uns aber in die Meditation begeben, spüren wir auf einmal diese Verspannungen. Dabei sind körperliche Verspannungen nicht nur physisch aktiv, sondern haben auch eine emotionale Komponente. Man kann sogar sagen, dass die meisten körperlichen Probleme tatsächlich Widerspiegelungen unserer emotionalen Spannungsmuster sind. Wie schon erwähnt: Unsere Biographie wird oftmals zur Biologie. Es gilt, diese Spannungsmuster früh zu erkennen und letztlich aufzubrechen. Wenn ihr euch also weiterentwickeln und selbst verwirklichen wollt, müsst ihr sie mit der Zeit irgendwann ablegen. Die Entspannung von Körper und Geist ist der erste Schritt in diese Richtung.

Das Gefühl – der Motor unseres Seins

Gehen wir nun einen Schritt tiefer und werfen einen Blick auf das Gefühl. Unser Gefühlsleben ist eine Welt für sich; um sie zu verstehen, muss man einen gesunden Zugang zu ihr finden. Es gibt Menschen, die sich in ihrer Gefühlswelt verlieren und darin untergehen, andere dagegen sind komplett von ihr abgeschnitten und führen ein graues Dasein. Es ist also wichtig, die richtige Balance zu finden. Die Gefühle sind unser Motor! Das englische Wort »emotion« bedeutet übrigens auch »Bewegung« und ist die Kraft, die uns von A nach B bewegt.

In vielerlei Hinsicht sind die Gefühle der aktivste und komplexeste Teil in uns und deshalb wohl am schwierigsten zu kontrollieren. Sie beherbergen unsere Wünsche sowie gute und schlechte Erfahrungen und machen so unsere Persönlichkeit aus. Seine Emotionen in einem guten Zustand zu halten ist eine wirkliche Lebensaufgabe! Dabei lernt man vor allem Folgendes:

– auf seine Gefühle zu hören und sich selbst besser kennenzulernen,

– wie Emotionen überhaupt funktionieren und wie man sie lenkt,

– seine emotionale Stärke und das allgemeine Wohlgefühl zu steigern.

Wenn ihr das erste Mal bewusst in die Welt der Gefühle eintaucht, kann das für euch eine atemberaubende Erfahrung sein. Unsere Emotionen ändern sich ständig und verhalten sich so, als würde man durch ein Kaleidoskop schauen. Gerade zu Beginn ist es deshalb schwierig, zwischen den eigenen Gefühlen und denen unserer Umgebung klar zu unterscheiden. Wir sind nämlich fast immer und überall den Emotionen anderer ausgesetzt, bewegen uns also ständig in einer bunten »Gefühlsatmosphäre«, von der auch wir nur ein Teil sind.

Und wo befinden sich unsere Gefühle genau? Jedes Lebewesen auf der Welt besitzt eine Aura. Sie ist das elektomagnetische Feld, das den Körper wie eine unsichtbare Hülle umgibt. Die Aura eines Kindes ist zu Anfang offen und leer, füllt sich aber nach und nach mit Gefühlen und Gedanken, je weiter wir im Leben voranschreiten. Und je nachdem, wie positiv oder negativ unsere Erfahrungen sind, entwickelt sich auch der Charakter. Deshalb ist es so wichtig, bewusst auf sein Gefühlsleben zu achten! Als Kind hat man dafür oft nicht die passenden Werkzeuge, weshalb wir gerade negative Erlebnisse sehr lange mit uns herumschleppen. Jedes Unwohlgefühl in uns verkörpert eine unerledigte Angelegenheit. Doch anstatt uns ständig davon abzulenken, müssen wir den Tatsachen ins Auge blicken und diese negativen Erlebnisse aufarbeiten. Sie müssen nämlich dringend aufgelöst werden, wenn wir im Leben glücklich und erfolgreich sein wollen! Zu beschreiben, wie man das genau macht, wäre ein Buch für sich, aber folgende Punkte kann ich euch für den Anfang mit auf den Weg geben.

Beobachten, negative Gefühle zulassen, positive Gefühle erzeugen Der erste Schritt ist die Beobachtung: Setzt euch, lasst die Gefühle kommen und hört einfach einmal zu. Was glaubt ihr, wie viel ihr dabei über euch selbst lernt? Allein durch das Zuhören könnt ihr schon so manch ungutes Gefühl auflösen, einfach so. Sehr wichtig ist es natürlich auch, dass ihr euch nicht für eure negativen Gefühle verurteilt! Jeder hat sie, versucht, euch das zu merken, es gibt nicht einen Menschen auf der Welt, der frei davon ist. Bleibt deshalb entspannt und geht liebevoll mit euch selbst um.

Die Auseinandersetzung mit unserer Gefühlswelt ist eine Lebensaufgabe, überstürzt also nichts. Und dabei ist es wie fast immer im Leben: Ein Problem verkleinert sich, sobald man sich ihm zuwendet.

Die Arbeit mit unseren negativen Gefühlen ist die eine Sache; die andere ist es, bewusst positive Gefühle in uns zu erzeugen. Die emotionale Welt beruht sehr stark auf der Vorstellungskraft. Was unsere Muskeln in der äußeren, physischen Welt sind, das ist die Vorstellungskraft auf emotionaler Ebene. Durch sie bewegen und verändern wir unsere Emotionen. Das hört sich vielleicht wie ein Kinderspiel an, phantastisch, ist aber in Wirklichkeit eine mächtige Sache. Wenn wir uns nämlich etwas lange und stark genug vorstellen, dann wird dieser Gedanke bald auch Formen in uns annehmen. Das ist gerade am Anfang schwer zu glauben, deshalb schlage ich vor, ihr probiert es einfach selbst einmal aus. Wie viel Zeit ihr dafür braucht? Das ist von Mensch zu Mensch verschieden, aber gebt dem Ganzen ruhig ein paar Wochen. Wichtig ist dabei, zu entscheiden, was man konkret erreichen möchte. Welche Gefühle will ich fühlen? Was für eine Atmosphäre möchte ich in mir schaffen? Man kann mit einem bestimmten positiven Gefühl beginnen, das man dann sozusagen kultiviert, wie etwa mehr Freude oder Mut zu haben.

Sich selbst lieben lernen   Ein größeres Projekt ist es schließlich, sich selbst lieben zu lernen, vom schlechten Image zum gesunden Selbstbewusstsein zu kommen. Von der Depression zum Genuss. Vom Nichtstun zum Aktivsein. Es gibt viele Meditationstechniken, um neue Gefühlsmuster in sich zu etablieren. Für den Anfang ist es aber wichtig, einmal zu realisieren, dass es möglich ist, seine Gefühle selbst zu lenken. Schließlich wollt ihr sie ja beherrschen und nicht von ihnen beherrscht werden!

Der Verstand – unser Kreativ-Tool

Wir kommen jetzt zum dritten Aspekt unseres menschlichen Wesens, dem Verstand. Der Verstand ist die geistige Fähigkeit an sich: das sinnstiftende Moment in uns. Damit wir wissen, wie er funktioniert, schauen wir uns am besten einmal seine drei Bestandteile an: den Intellekt oder auch das rationale Denken – unser Tagesbewusstsein –, dann das Unterbewusstsein und zum Schluss das sogenannte Überbewusstsein.

Das rationale Bewusstsein ist ein Bereich der Wahrnehmung, in dem wir uns jeden Tag bewegen. Es ist sehr aktiv und trifft für uns Entscheidungen, weil es einen Überblick über den Alltag hat. Das Unterbewusstsein dagegen ist unser Speicher für die Erinnerungen und Erfahrungen im Leben, aber auch der Sitz unserer Ansichten und Vorstellungen. Sie formen uns, obwohl wir das nicht immer merken, da vieles im Unterbewusstsein bleibt und nur selten oder nie an die Oberfläche tritt. Die Sprache des Unterbewusstseins sind die Bilder, nicht unsere Worte. Das Überbewusstsein schließlich ist die Verbindung zu unserer höheren Weisheit. Hier empfangen wir neue Ideen und Einsichten, wodurch wir viel weitere und abstraktere Zusammenhänge verstehen können als sonst. Normalerweise sind wir nämlich komplett auf unser Tagesbewusstsein eingestellt, so dass wir die anderen beiden Bewusstseinsformen kaum noch spüren. Dabei machen sie uns doch mindestens genauso stark als Person aus! Mit Hilfe der Meditation lernen wir, alle drei Formen des Bewusstseins optimal miteinander zu verbinden, um so das Maximum im Leben aus uns herauszuholen.

Den Verstand kann man gut mit einer Taschenlampe vergleichen, die einzelne Dinge in uns beleuchtet, damit wir ein besseres Verständnis für sie bekommen. Er arbeitet instinktiv und ist vor allem auf die kleinen alltäglichen Themen gerichtet. Er kann mit der Zeit aber auch auf höhere Ziele fokussiert werden, wenn wir uns stark genug mit ihm auseinandersetzen und ihn trainieren. Eine wichtige Funktion unseres Verstandes ist die Analyse. Durch sie erkennen wir die vielen kleinen Teilchen, aus denen sich ein Ganzes zusammensetzt. So hat die Menschheit auch gelernt, die Welt zu verstehen. Greift ruhig mal ein Objekt auf, beispielsweise einen Apfel, und richtet eure »geistige Taschenlampe«, euren Fokus, darauf; beginnt nun mit der Analyse, auf eure eigene Art und Weise. Dafür könnt ihr euch ein paar Minuten Zeit nehmen.

Eine andere Funktion des Verstandes ist die bildhafte Vorstellung. Sie geschieht im Grunde ganz automatisch, denn wenn wir an etwas Bestimmtes denken, sehen wir vor unserem geistigen Auge eine Abbildung davon. Durch Meditation können wir uns schließlich selbst beibringen, diesen Vorgang bewusst und produktiv zu nutzen. Man nennt ihn deshalb auch schöpferische Phantasie. Ein Beispiel: Nehmen wir noch einmal ein Bild her, das uns spontan im Kopf herumgeistert – vielleicht eine Pizza, weil ich gerade hungrig bin. Ich weiß, dass sie nicht in meine Diät passt und deshalb auch nicht gut für mich ist. Also ändere ich dieses Bild in das eines Apfels, um ab jetzt immer an ihn zu denken, wenn ich hungrig werde. Das ist nur eine von vielen Arten, sich Selbstdisziplin beizubringen.

Kommen wir nun zu dem Punkt in der Meditation, der am einfachsten und schwierigsten zugleich ist: sich ruhig hinzusetzen und einfach seine Gedanken zu beobachten.

Versucht das einmal, bevor ihr weiterlest, wenn auch nur für eine Minute ...

Wenn ihr das gerade wirklich getan habt, dann werdet ihr entweder eine überwältigende und wundervolle Erfahrung von Ruhe und Glück gemacht haben, oder ihr wart überrascht und vielleicht auch schockiert über die unkontrollierbare Kraft in eurem Kopf. So oder so, lasst euch von der Meditation nicht einschüchtern, denn wie bei so vielem im Leben macht allein die Übung den Meister. Versucht für den Anfang, ein wenig Ruhe in euren Geist zu bekommen, das reicht schon mal. Sobald ihr dann merkt, dass ihr eure Gedanken zu lenken beginnt, wisst ihr, dass ihr ein mächtiges Werkzeug für euch gefunden habt. Denn wenn wir unseren Verstand bewusst steuern, beginnen wir, uns selbst als geistige Identität zu erkennen, und das bringt uns einen großen Schritt weiter, um unser eigener Boss zu werden. Nur ihm ist es möglich, alle Teile unseres Wesens zu »zähmen«, auf einen Nenner zu bringen und für uns gewinnbringend einzusetzen.

Der innere Boss   Ich bin der Denker, der Fühler, der Macher. Ich bin ein bewusstes Ich. Ich bin mein eigener Boss! Der innere Boss ist im Prinzip die Fähigkeit, unser Bewusstsein auf einen Punkt zu fokussieren. Stellt euch das Bewusstsein als Substanz vor, die sich zusammenziehen oder zerstreuen kann. Im Normalzustand ist unser Bewusstsein in viele Richtungen gleichzeitig verteilt. Um also einen Sinn für Kontrolle und Selbstempfindung zu bekommen, müssen wir all unsere zerstreuten »Bewusstseins-Partikelchen« einsammeln und an einem bestimmten Punkt bündeln. Wir müssen sozusagen alle Zügel unseres (Bewusst-)Seins in die Hand nehmen und auf ein gemeinsames Ziel richten. So erreichen wir schließlich eine höhere Form der Selbstempfindung: einen neuen Zustand des Bewusstseins. Es geht hier um die Macht unseres Fokus! Mit der Zeit werden wir dann allmählich zu dem, was man eine Persönlichkeit nennt: unser eigener Boss. Was macht einen guten Boss vor allem aus? Gute Entscheidungen zu treffen und alle Beteiligten auf Kurs zu halten, bis das

Ziel erreicht ist! Denn je fester er die Zügel in der Hand hält, desto bessere Entscheidungen werden getroffen, um sicher ans gewollte Ziel zu gelangen.

Der Wille Was den inneren Boss am meisten ausmacht, ist seine Willenskraft. Der Wille bestimmt, wie viel wir aus unserem Leben herausholen, durch ihn verwirklichen wir unsere Ziele und Träume. Deshalb ist er so enorm wichtig! Wille ist nicht nur Charaktersache, wie viele glauben, nicht nur Power. Hinter dem Wort »Wille« verbirgt sich noch viel mehr! Er kann und muss deshalb ständig von uns trainiert werden.

Im Geist drückt sich der Wille oft als Absicht aus, etwa in Form von Disziplin, Bestimmtheit oder Führung. Das Konzentrationsvermögen ist ebenfalls mit dem Willen verbunden. Andere Fähigkeiten werden beispielsweise durch Beharrlichkeit, Unternehmungsgeist, Enthusiasmus, Anziehungskraft, Charisma oder auch Selbstbeherrschung ausgedrückt. Der Wille macht sich aber auch körperlich gut bemerkbar, etwa in Form von Ausdauervermögen, Vitalität, Courage, Stärke oder Geduld. All diese Eigenschaften machen einen guten Boss aus und können jederzeit trainiert werden, genau wie eure Muskeln im Gym. Fangt also an, und ihr werdet bald merken, dass ihr euch jeden Tag besser kennenlernt, um eure Ziele bewusster anzusteuern.

Sieben Meditationsübungen

Im Folgenden möchte ich euch nun einige Übungen vorstellen, die euch den Einstieg in die Meditation erleichtern sollen. Wie schon im Trainingsteil führe ich auch diese Übungen selbst aus. Sie sind die ersten Schritte zur Umsetzung jenes Wissens, das ich im Verlauf dieses Kapitels beschrieben habe.

Wie arbeitet ihr am besten mit den Meditationsübungen? Es ist schwer, die Anleitungen zu lesen und gleichzeitig zu meditieren. Entweder müsst ihr sie auswendig lernen oder, was sehr viel effektiver ist, ihr nehmt die einzelnen Übungen auf einen Tonträger auf und spielt sie dann für euch selbst ab. Es wird eine Weile dauern, bis ihr das richtige Tempo für eure geführte Meditation findet, aber wenn ihr einmal eine gute Aufnahme gemacht habt, könnt ihr sie immer und immer wieder verwenden.

Mit dem Meditationstraining zu beginnen ist generell nicht so leicht, denn ihr braucht dafür mindestens genauso viel Willenskraft und Durchhaltevermögen wie beim Training im Gym. Fangt deshalb auch hier langsam an und steigert euch von Tag zu Tag. Ich wünsche euch alles Gute, gebt euer Bestes!

Übung 1: Ich bin da

Die erste Übung hilft euch dabei, einmal bewusst auszuatmen und bei euch selbst anzukommen. Sie dauert nicht mehr als 3 bis 5 Minuten, was für den Anfang aber reicht. Nach ein paar Tagen könnt ihr dann weitere Übungen machen, je nachdem, wie ihr euch dabei fühlt.

// Ich schließe die Augen und richte meine Aufmerksamkeit auf mein Inneres. Allmählich lasse ich los, in aller Ruhe: löse mich von der Vergangenheit, von der Zukunft. Ich versinke vollständig im Hier und Jetzt. Ich lasse ab von meinen Erinnerungen und meinen Plänen. Für ein paar Augenblicke lasse ich alle Verantwortung von meinen Schultern gleiten und genieße einfach nur die innere Ruhe. Die Geräusche von außerhalb bilden eine Hülle, in der ich diese innere Ruhe ganz bewusst genießen kann. Ich atme und bin! Es ist nicht notwendig, irgendetwas zu tun. Es besteht kein Anlass, an gestern zu denken oder Pläne zu schmieden. Ich atme und bin! Ich fühle meinen Körper, wie er atmet und sich dabei immer mehr entspannt. Mein Atem erreicht immer entlegenere Gebiete meines Körpers. Ich bin entspannt, ich lasse los. Ich sitze tief in meinem Körper und werde mir meiner physischen Präsenz bewusst. Hier und jetzt. Ich bin da! //

Übung 2 a und 2 b: Entspannung

Als Nächstes folgen zwei typische Entspannungsübungen. Von ihnen gibt es unzählige, und gerade im Internet wird man immer wieder fündig – dabei könnt ihr eigentlich nichts falsch machen. Probiert einfach aus, was euch liegt und womit ihr den besten Effekt erzielt. Entspannung ist übrigens eine der wichtigsten Grundvoraussetzungen für die Meditation! Auch diese Übungen könnt ihr die ersten paar Tage lang ausführen.

Von den Zehen bis zum Kopf Dies ist eine sehr simple, aber durchaus angeneh-me Übung, die immer wieder zwischendurch eingeschoben werden kann, egal ob zu Hause, bei der Arbeit oder im Bus.

// Ich bündle meine ganze Aufmerksamkeit und fokussiere sie auf meinen rech-ten Fuß. Ich entspanne all meine Muskeln in den Zehen, vom kleinen bis zum großen Zeh; danach lasse ich meine Fußsohle baumeln, um anschließend die Ferse zu entspan-nen. Ganz allmählich wandert meine Aufmerksamkeit das Bein hinauf, über die Wade in den Oberschenkel bis hinauf zur Hüfte. Das Ganze wiederhole ich mit dem linken Bein. Danach geht es weiter aufwärts in den Oberkörper, über Bauch und Brust, über den Rücken, über die Arme, über die Schultern, bis ich schließlich meinen Kopf erreiche … Ich nehme mir noch einen kurzen Moment, um einfach nur in diesem guten Gefühl zu sitzen. //

Das üppig goldene Licht

// Ich schließe meine Augen und atme ruhig. Über meinem Kopf sammelt sich ein Ball aus Licht, der einer goldenen Flüssigkeit gleicht, nur dass er nicht nass ist. Er strahlt einen warm glühenden Schimmer aus, der sich üppig, sanft und beruhigend anfühlt. Langsam fließt die goldene Flüssigkeit auf meinen Kopf zu und ergießt sich sanft über ihn. Ich fühle ihre Beschaffenheit, warm und wohltuend. Wunderbar! Sie bedeckt mein Gesicht wie eine Maske, ohne meinen Atem zu stören. Diese Wärme erfrischt angenehm meine Haut. Entspannend, reinigend, energiespendend und heilend zugleich.
Da diese Maske nicht aus Honig ist, sondern aus purem Licht, kann dieses auch ohne weiteres in das Innere meines Kopfes strömen. Ich lasse es ganz behutsam einziehen. Langsam füllt es mein Gehirn und schon bald den ganzen Schädel, ein wunderbares Gefühl! Wo auch immer dieses Licht in meinen Körper wandert, fühle ich nur mehr seine wundervolle Wärme. Ich lasse es meine Kehle hinunterfließen und stelle mir vor, dass es alles in seiner Nähe heilt und eine Schutzschicht darüberlegt. Unglaublich geschmeidig in der Kehle! Ich lasse es weiterfließen, hinunter in meine Schultern, die Brust, den Rü-cken, das Becken, den Darm und alle inneren Organe bis in die Beine. Ich fühle kaum noch meinen Körper, so voll bin ich von diesem wundervollen goldenen Licht. Ich bin von Licht durchdrungen! Mein Körper ist ein Behältnis voll goldenem Licht. Es verändert sich

allmählich, wird ganz hell und glitzernd. Die Schwere verfliegt, und mein Körper fühlt
sich frisch und leicht an. Diesen Zustand genieße ich einige Augenblicke. //

Übung 3: Ausrichtung

Nach etwa einer Woche Meditationspraxis könnt ihr dann mit der Übung »Ausrichtung« beginnen. Sie ist die allerwichtigste Basisübung der Meditation, eine Art tägliche innere Hygiene. Es geht hier vor allem darum, die verschiedenen Teile eurer Persönlichkeit ins Gleichgewicht zu bringen und so eure Mitte zu finden. Die Übung kann mit zunehmender Erfahrung später auch individuell ausgebaut werden. Wenn ihr sie nach ein paar Tagen verinnerlicht habt, werden die ersten beiden Übungen hinfällig, da sie in die Ausrichtung eigentlich mit eingeschlossen sind. Beginnt mit etwa 5 Minuten und dehnt die Übung dann allmählich auf 10 Minuten aus. Wenn sie euch gut gefällt, könnt ihr auch noch länger in ihrer Energie verweilen; verausgabt euch dabei aber nicht zu sehr!

// Ich sammle mein ganzes Bewusstsein in meinem Inneren. Ich nehme tiefe Atemzüge, fühle allmählich meinen Körper und helfe ihm, sich zu entspannen. Dabei sitze ich aufrecht und halte meine Wirbelsäule gerade; ein entspanntes Ausgerichtet-Sein. Ich fühle die Erde unter mir, die mir Sicherheit und Stabilität verleiht. Ich wende meine Aufmerksamkeit meinen Gefühlen zu und beobachte sie für einen Moment. Ich akzeptiere sie als das, was sie sind: ein Teil von mir. Ich umarme sie behutsam, was mich zutiefst beruhigt. Ich lenke meine Aufmerksamkeit nun auf meine Gedanken und beobachte auch sie. Ohne zu urteilen, ohne sie ändern zu wollen. Reines Beobachten. Dabei lasse ich meine Gedanken kommen und gehen, lasse mich aber nicht von ihnen davontragen. Allmählich beruhigen auch sie sich.
Diese Ruhe lässt mich einen Ball von goldenem Licht sehen, eine kleine Sonne genau über meinem Kopf. Ich lasse ihre besonderen Eigenschaften in mich hineinstrahlen. Ihr Licht bringt Klarheit in meine Gedanken und füllt mein Herz mit Liebe und Glückseligkeit. Mein Körper strahlt und füllt sich mit diesem goldenen Licht, ein unbeschreibliches Wohlgefühl breitet sich in mir aus. Ich genieße ein wenig die Ruhe; allmählich gelange ich Schritt für Schritt wieder ins Hier und Jetzt, zurück in den Raum, in dem ich sitze. Langsam öffne ich meine Augen. //

Übung 4: Rückschau

Die »Rückschau« ist eine simple, aber bombensichere Methode, um sein Grounding, die Erdung, zu stärken. Sie ist ein effektives Tool, um euch einen Überblick zu verschaffen und somit allgemein mehr Kontrolle über das Leben zu erlangen. Führt ihr die Rückschau regelmäßig aus, offenbaren sich mit der Zeit immer tiefer liegende Schichten eures Verhaltens sowie eurer Gefühle und Gedanken. Habt ihr diese einmal erkannt, könnt ihr sie bald auch verändern. Die Rückschau könnt ihr in eure Meditationspraxis einschieben, wann immer ihr wollt, sogar vom ersten Tag an. Am besten funktioniert sie, wenn ihr sie jeden Abend vor dem Schlafengehen macht. Sie ist wie eine heiße Dusche: Ihr spült den ganzen Alltagsschmutz ab und legt euch sauber ins Bett!

Wenn ihr es schafft, morgens täglich 10 Minuten zu meditieren und abends noch eine Rückschau von 5 Minuten zu halten, dann habt ihr euch schon einmal ein stabiles Fundament geschaffen. Die Kombination der morgendlichen »Ausrichtung« und der abendlichen »Rückschau« gibt euch alles, was ihr am Anfang braucht. Wenn ihr merkt, dass euch das guttut, werdet ihr ganz automatisch eure Übungszeiten verlängern.

In dieser Übung lasse ich meinen Tag Revue passieren, aber rückwärts. Ich beginne meine Rückschau also nicht am Morgen, sondern starte im Hier und Jetzt und arbeite mich langsam rückwärts in Richtung Tagesbeginn vor. Ich nehme mir für diese Übung 3 Minuten Zeit und versuche dabei möglichst chronologisch vorzugehen. Manchmal bin ich etwas früher fertig, ein anderes Mal reicht die Zeit nicht aus, was aber nicht weiter tragisch ist. Wichtig ist, dass ihr immer entspannt bleibt und euch vor allem nicht verurteilt für dies oder jenes, denn es ist ja keine Gerichtsverhandlung, an der ihr hier teilnehmt. Schaut ganz neutral auf euren Tag zurück, von außen, als wäre es der eines Fremden.

// Ich atme tief ein und lasse die Luft in meinen Körper strömen. Ich löse mich von der Vergangenheit und auch von der Zukunft, bringe mich einzig und allein in diesen Moment. Nun beginne ich, in der Zeit rückwärtszuwandern. Was tat ich, bevor ich die Meditation begann? Und davor? Erinnerung für Erinnerung taste ich mich zurück, immer weiter, dem Tagesanfang entgegen. Ich nehme jede Erinnerung neutral und ur-

teilsfrei an. Nach ungefähr 3 Minuten lasse ich ab von meinem Tag, wo immer ich gerade angelangt bin. Allmählich erlaube ich mir, wieder ins Hier und Jetzt zurückzukehren, schrittweise und ganz bewusst. Ich genieße es noch einmal, an der Schwelle zwischen Vergangenheit und Zukunft zu stehen, ganz und gar zentriert in diesem Moment. //

Übung 5: Der Berg

Dies ist eine klassisch buddhistische Übung zur Schulung des Geistes. Sie ist nicht einfach, geht dafür aber sehr tief bei der Stärkung der Geisteskraft. Für diese Übung seid ihr bereit, wenn die tägliche Routine der anderen Übungen mehr oder weniger sitzt. Der Berg kann morgens statt der Ausrichtung durchgeführt werden und später auch zusätzlich zu dieser anderen Übung. Haltet sie am Anfang eher kurz, etwa 5 Minuten, damit ihr nicht eure Konzentration und Motivation verliert.

// Ich stelle mir vor, ein Berg zu sein. Ich fühle mich ganz wie ein Berg – breit und mächtig. Ich entspanne mich völlig und gehe darin auf, ein Berg zu sein. Zentriert und ruhig. Ich fühle die Verbindung zur Erde – diese breite Basis, die fest und stabil ist. Ich bin ein Teil der Erde und mit allem verbunden! Ich fühle das Bergsein. Ich werde mir des In-der-Mitte-Seins bewusst, des Gleichgewichts und der Harmonie mit meiner Umgebung. Ich fühle das Gefestigtsein, die stille Kraft. Ich nehme mir eine Minute, um dieses wundervolle Gefühl zu genießen, geerdet zu sein.

Als Berg werde ich nun des blauen Himmels um mich gewahr – majestätisch! Gedanken laufen mir durch den Kopf, und ich stelle sie mir als Wolken in diesem blauen Himmel vor. Ich sehe sie vorbeiziehen, einen nach dem anderen. Ohne Anstrengung, ohne Urteil. Ich begleite sie für ein paar Sekunden und lasse sie wieder los. Nach jedem Gedanken bringe ich meine Aufmerksamkeit zurück zum Bergsein, zu mir selbst als Beobachter des Geschehens. Und jedes Mal, wenn ich bemerke, dass ich mich über einem Gedanken vergessen habe, lenke ich sanft meine Aufmerksamkeit wieder darauf zurück, ein Berg zu sein, der still die Wolken beobachtet. //

Übung 6: Stärkung des Willens

Diese und die folgende Übung sind zwei Beispiele, wie ihr euer Vorstellungsvermögen bewusst einsetzen könnt, um bestimmte Ziele zu erreichen. Diese Übungen können nach Bedarf in euren Übungsplan mit aufgenommen werden, dann aber für mindestens einen Monat, wenn ihr wirkliche Ergebnisse sehen wollt.

// Ich sage einmal laut und mit voller Bestimmtheit: Ich will! Wie fühlt sich das an? Ich spüre die geballte Kraft, die hinter meinen Worten steht. Ich will! (Ein Beispiel: Ich will mir einen Fitnesslifestyle aufbauen!) Dabei versuche ich zu spüren, wie viel Willenskraft ich tatsächlich hinter diese Aussage bringen kann. Wie viel Enthusiasmus ist da? Ich benutze meine Vorstellungskraft und sehe mich selbst diesen Satz sagen, mit all meiner persönlichen Ausstrahlung. //

Übung 7: Stärkung des Selbstvertrauens
Wir können bewusst eine innere Atmosphäre in uns erzeugen, allein durch die Hilfe unserer Vorstellungskraft. Sie ist unser Kreativwerkzeug in der inneren Welt, so wie die Muskeln unsere Tools da draußen sind. Wir werden nun eine innere Atmosphäre unseres Selbstbewusstseins hervorrufen.
Ein Tipp: In eurer Rückschau (siehe S. 166) könnt ihr dann abends nachverfolgen, wann ihr es im Laufe des Tages geschafft habt, euch selbstbewusster zu fühlen, und wann nicht.

// Ich nehme eine selbstbewusste Körperhaltung ein: Ich entspanne all meine Muskeln und Nerven, atme langsam und rhythmisch; dabei setze ich einen selbstbewussten Gesichtsausdruck auf. Auch in meine Wirbelsäule bringe ich Selbstbewusstsein. Wie würde sich mein Rückgrat bewegen, wenn ich jetzt selbstbewusst wäre? Ich strahle durch meine Haltung Selbstbewusstsein aus. Ich lasse dieses Gefühl des Selbstbewusstseins durch alle Teile meines Körpers wandern. Ich genieße das für einen Moment und erlebe es so lebendig, wie ich nur kann! Nun denke ich an das Selbstbewusstsein. Ich denke über meinen Wert nach, meine Eigenschaften und Fähigkeiten, die schön und wertvoll sind. Ich schätze mich selbst. Ich stelle mir vor, wie andere mich schätzen, preisen und wie sich das in mir anfühlt. Ich merke langsam, wie ich an Größe gewinne, tiefer atme und mich immer mehr mit Selbstbewusstsein auffülle. Ich wünsche es mir! Ich sehne es herbei! Ich atme Selbstbewusstsein ein! Ich stelle es mir als eine Substanz vor, die

sich auf mich zubewegt. Vielleicht als Farbe oder Klang oder auch ein ganz bestimmtes Gefühl. Ich lasse mich von ihr auffüllen, nicht nur körperlich, sondern auch geistig und emotional.

Nun versetze ich mich in eine Situation, in der ich gerne selbstbewusst wäre. Ich fühle mich richtig hinein, atme rhythmisch, entspannt, freudig und strahle einfach nur Selbstbewusstsein aus. Ich sehe mich in dieser Situation agieren, ganz entspannt und selbstbewusst. Ich nehme diese selbstbewusste Stimmung mit mir, über die Übung hinaus, und behalte sie den Rest des Tages bei. //

Danksagung

Ich möchte mich ganz innig bei meiner Mutter Uta Gabbay bedanken, die mich das komplette Buchprojekt über tatkräftig unterstützt hat und mir zu jeder Tages- und Nachtzeit zur Seite stand. Ein spezieller Dank geht überdies an meinen Koautor Niki Uzelac. Des Weiteren möchte ich mich für die engagierte Mitarbeit von René Ondracek, Simone Pleifer und Nico Metzger bedanken.

Literatur // Quellen

Elmadfa, Ibrahim, und Leitzmann, Claus: Ernährung des Menschen.
4. Auflage, Eugen Ulmer Verlag, Stuttgart 2004

Online-Quellen zum Thema Ernährung
www.gesundheit.de
www.medizinauskunft.de
www.apotheken-umschau.de
www.zentrum-der-gesundheit.de
www.gesundheit.gv.at
www.eatsmarter.de
www.netdoktor.at

Bad Boy Uli (Ulrich Detrois)
HÖLLENRITT
Ein deutscher Hells Angel packt aus
Mit s/w-Abbildungen

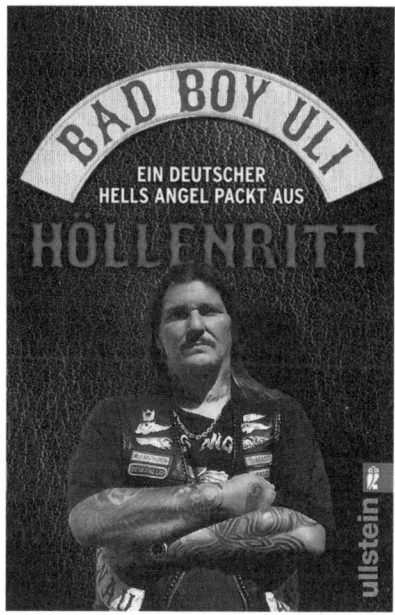

»Ich war ein

Hells Angel!«

ISBN 978-3-548-37405-5

Dies ist die Geschichte von Bad Boy Uli. Er erzählt, wie er zu seinem ersten Bordell kam und später ein Hells Angel wurde. Er berichtet von den deutschen Clubs, ihren Strukturen und ihren geheimen Regeln. Und er räumt mit dem Easy-Rider-Mythos von Freiheit und Abenteuer auf. Hells Angels geht es vor allem um eins: um viel Geld. Bad Boy Uli beschreibt eine kriminelle Welt, in der sich fast alles um Waffen, Drogen und Prostitution dreht.

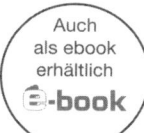

Auch als ebook erhältlich
e-book

»Erstmals gibt ein Aussteiger Einblicke in die deutsche Rockerszene.« *n-tv*

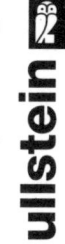

ullstein

www.ullstein-buchverlage.de

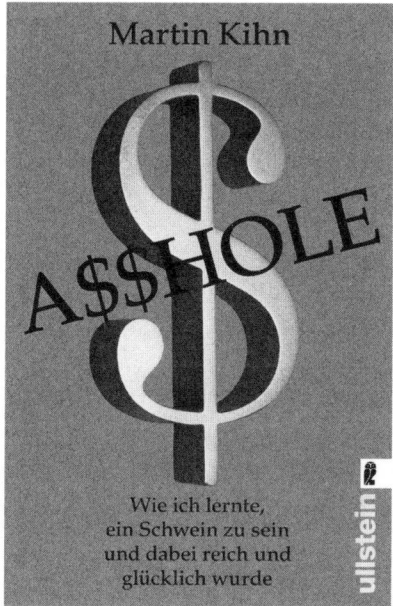
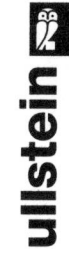

MYPROTEIN
FUEL YOUR AMBITION

CHOCOLATE SMOOTH FLAVOUR

IMPACT WHEY ISOLATE

MYPROTEIN®

MARKTFÜHRENDE
QUALITÄT

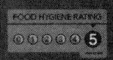
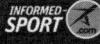

ESSNA